图解孕产全程指导

主 编 魏丽丽

科 学 出 版 社

北 京

内 容 简 介

本书采用图片与文字相结合的方式，介绍了孕前期、孕中期及孕后期的常见问题和处理原则、措施；以分娩为界介绍了产前、产中及产后的临床专业知识；还另辟章节介绍了产妇及新生儿的护理。本书内容贴近日常生活，均为临床诊治中最为常见的问题，针对母婴分别进行详细讲解，其中图画的搭配增加了内容的趣味性，增强了阅读体验。

本书图文并茂、条理清晰、实操性强，适合医师、助产士及妇产照护中心工作人员阅读参考，也可供孕产妇阅读。

图书在版编目（CIP）数据

图解孕产全程指导/魏丽丽主编 . — 北京 : 科学出版社，2023.9
ISBN 978-7-03-076222-1

Ⅰ . ①图… Ⅱ . ①魏… Ⅲ . ①妊娠期—妇幼保健—基本知识②产褥期—妇幼保健—基本知识③新生儿—护理—基本知识 Ⅳ . ① R715.3 ② R473.72

中国国家版本馆 CIP 数据核字（2023）第 156950 号

责任编辑：李 玫 郝文娜 / 责任校对：张 娟
责任印制：赵 博 / 封面设计：吴朝洪

科 学 出 版 社 出版

北京东城根北街 16 号
邮政编码：100717
http://www.sciencep.com

北京汇瑞嘉合文化发展有限公司印刷

科学出版社发行 各地新华书店经销
*

2023 年 9 月第 一 版 开本：787×1092 1/16
2023 年 9 月第一次印刷 印张：8
字数：200 000

定价：98.00 元

（如有印装质量问题，我社负责调换）

编著者名单

主　编　魏丽丽

副主编　匡国芳　魏巧凤　陈秀娟　王　刚

编著者　（以姓氏笔画为序）

王　刚　王艳辉　王静远　匡国芳

刘晓敏　杜忠军　李倩倩　杨洁婷

吴　倩　吴继霞　谷如婷　张　艳

张丙良　陈秀娟　林　辉　岳崇玉

周　丹　郑桃花　赵显芝　姜文彬

高少波　高祀龙　潘月帅　魏巧凤

魏丽丽

绘　图　杨　雪　周苗苗　王　迪　符信青

前　言

随着社会的发展和人民生活水平的提高，优生优育成为现代社会的主流生育观念，同时由于文化水平的提高，广大育龄期女性不再满足于碎片化知识的获取，对于详细且专业的孕期知识的需求越来越大。怀孕期间的女性身体功能较之前产生明显变化，如果缺乏专业指导容易引起妊娠期并发症，轻则影响母婴的身心健康，严重者甚至威胁母婴的生命。为了促进孕期母婴健康，缓解育龄期女性的生育焦虑，作者针对孕期全程的特点编写了《图解孕产全程指导》一书，以便为广大读者排疑解惑。

本书共分为 4 章，即产前、产中、产后及新生儿护理。针对不同怀孕时期的不同问题，以图片和文字相结合的方式进行讲解。其中还对宝宝和宝妈的问题进行了分类阐述，对备孕期需注意的事项、孕前和孕期需做的检查、孕期的注意事项、分娩过程中的问题及产后母婴容易出现的问题做了全面讲解；同时还对孕期容易产生的并发症做了简要介绍。

本书实操性、专业性强，在充分考虑可读性的同时，努力做到内容的专业性。本书适合医师、助产士及妇产照护中心工作人员阅读参考，也可供有生产意愿或正在孕期的女性阅读。

由于作者水平有限，书中不足之处在所难免，恳请各位专家、广大读者提出宝贵意见，以便下次修订时及时修正或补充。

魏丽丽 教授

青岛大学附属医院

2023 年 2 月

目 录

第1章 产 前

生育的最佳时期

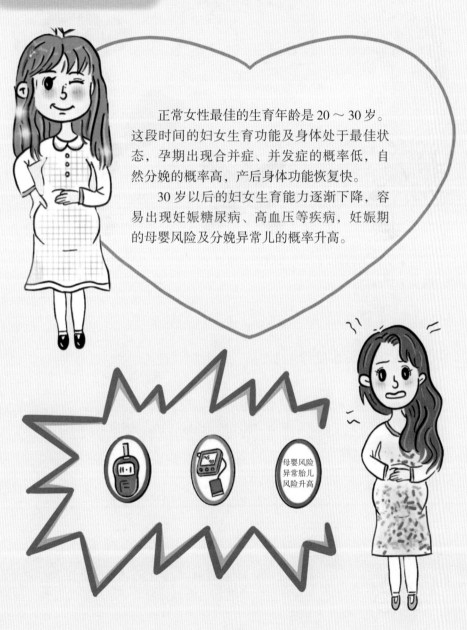

正常女性最佳的生育年龄是 20～30 岁。这段时间的妇女生育功能及身体处于最佳状态，孕期出现合并症、并发症的概率低，自然分娩的概率高，产后身体功能恢复快。

30 岁以后的妇女生育能力逐渐下降，容易出现妊娠糖尿病、高血压等疾病，妊娠期的母婴风险及分娩异常儿的概率升高。

母婴风险
异常胎儿
风险升高

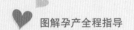
影响备孕的有害因素

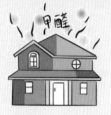

居住在甲醛超标的房子里

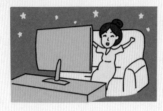

熬夜，生活不规律

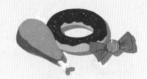

饮食不健康

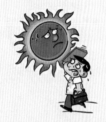

男性长期在高温的环境下工作

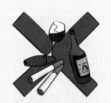

吸烟、酗酒

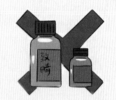

女性服用了可能致畸的药物

对备孕无影响的因素

 1. 手机、电脑等对胎儿没有潜在的危险，但不宜长时间接触。

 2. 有证据可以证明防辐射服有隔阻辐射的作用。

 3. 大多数感冒药及抗生素停药后 2 天药物成分会在体内清除干净，所以，孕前用过这些药物一般不会影响受孕及胎儿发育。孕前服用激素、免疫抑制剂、抗凝药物或其他药物的妇女应多学科联合评估病情，判断能否怀孕并决策用药。

怀孕期间常见的口腔疾病

1. 龋齿

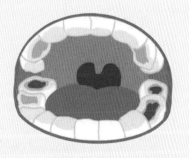

怀孕期间饮食习惯会发生很大变化，再加上孕吐等不良反应，大量的食物残渣在牙齿表面附着，使口腔内的细菌增多，增加发生龋齿的风险。

2. 牙周疾病

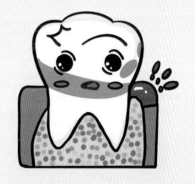

女性怀孕后雌激素分泌明显增加、饮食和生活习惯的改变、抵抗力和免疫力下降使口腔中菌群环境发生变化，增强了血管的通透性，可能引起炎症细胞渗出，进而诱发牙龈肿胀、口腔溃疡、牙齿松动等牙周疾病。

3. 阻生智齿

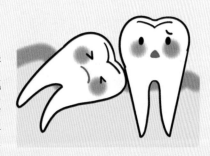

阻生智齿如没有正常萌出会被部分牙龈所覆盖，再加上大量的牙菌斑或牙结石堆积造成怀孕期间阻生智齿四周的牙龈发炎肿胀，甚至引起冠周炎的发生，使孕妇张口困难，不能正常进食。若炎症没有得到控制，可能诱发海绵窦静脉炎，甚至危及生命。

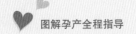

妊娠合并口腔疾病的危害

1. 增加流产的概率

如怀孕前患有龋齿，在孕期会加重病情，甚至引起深龋，影响睡眠质量，增加流产的概率。

2. 易出现妊娠性牙龈瘤

慢性口腔炎及长期的机械刺激，如牙根、牙冠及阻生智齿等，可使孕期的牙床上出现妊娠性牙龈瘤的红色肿块。个别瘤体在妊娠结束后不会消退，应及时到医院就诊。

3. 可引起早产或新生儿体重过轻

研究发现，牙周病的细菌可进入血液，通过胎盘感染胎儿，从而引起早产。美国牙周病学会研究报告提出：孕妇患有严重牙周病，发生早产或新生儿体重过轻的概率为口腔健康孕妇的7倍。

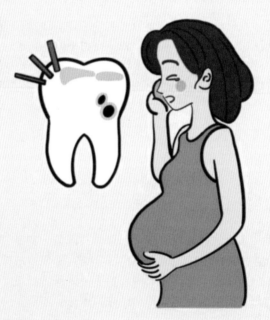

4. 诱发心脏病

口腔中的细菌通过伤口进入血液后，血液中的免疫细胞产生一种胶状物附着在血管壁上，导致冠状动脉硬化，引发心脏病。

预防

1. 孕前做一次全面的口腔检查，对口腔疾病进行早期治疗，如牙根、牙冠的处理，阻生智齿的拔除及牙菌斑、牙结石的清除等。

2. 孕期合理的膳食摄入，保持营养均衡。

3. 掌握正确的口腔清洁方法，养成良好的口腔卫生习惯，每天早、晚2次刷牙，刷牙时间不少于3分钟，利用牙线对牙齿进行全面清洁。

4. 饭后用清水或抑菌漱口水漱口，及时冲刷黏附在口腔内的食物残渣，抑制细菌的滋生。

5. 定期进行孕期口腔检查和适时的口腔治疗。

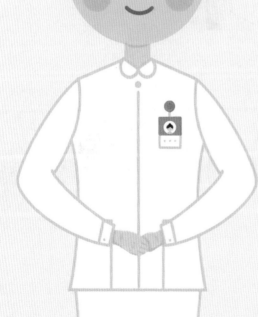
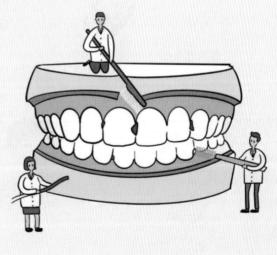

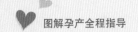

高龄产妇

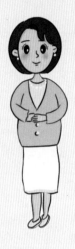

医学上通常把分娩时年龄大于 35 岁的孕妇称为高龄产妇。一般情况下，女性在 35 岁以后，身体各方面的功能开始有所衰减，卵巢功能和卵子的质量较之前有所下降，平日不经常锻炼的高龄产妇的骨盆、韧带和肌肉的弹性不足，难产或剖宫产的概率相对升高。

1. 父母高龄生育对子代的影响

胎儿基因突变或结构异常的风险增加，新生儿精神异常（孤独症等）、血液病等疾病的发病率升高。

2. 胎儿畸形

高龄产妇出现妊娠合并症和并发症的风险较高，如高血糖、高血压等，可影响胎儿在宫内的发育。高龄产妇染色体异常发生率随年龄的增长而升高，以 21- 三体综合征最常见。

3. 妊娠糖尿病

高龄孕妇妊娠糖尿病发病率显著高于适龄孕妇。

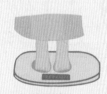 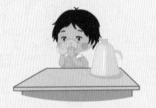 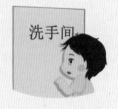

4. 自然流产

研究发现，40 岁以上产妇出现流产的概率明显上升，高龄产妇发生自然流产的主要原因是染色体的非整倍体改变。

关于第二胎

1. 有剖宫产史者

至少应在术后一年，待瘢痕愈合良好后再怀孕，防止意外发生，如子宫瘢痕妊娠、植入性胎盘、前置胎盘、子宫破裂等。

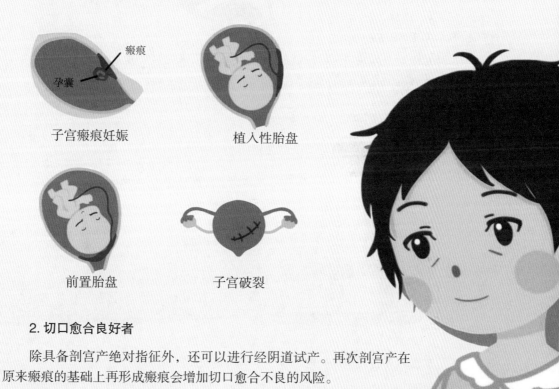

子宫瘢痕妊娠　　　　植入性胎盘

前置胎盘　　　　子宫破裂

2. 切口愈合良好者

除具备剖宫产绝对指征外，还可以进行经阴道试产。再次剖宫产在原来瘢痕的基础上再形成瘢痕会增加切口愈合不良的风险。

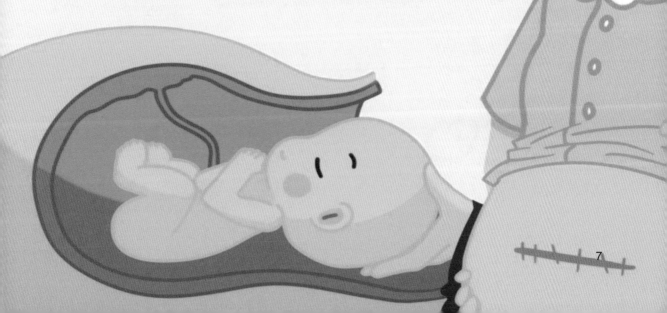

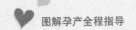

3. 饮食

高龄产妇尤其是有高血压、糖尿病家族史的易出现妊娠期高血压及糖尿病，应避免高盐、高糖、高热量的食物。

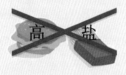 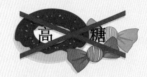 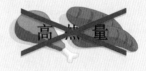

4. 心理指导

加强对高龄孕妇进行妊娠分娩相关知识的健康宣教，注重孕期保健，积极处理妊娠并发症，根据孕妇心理评估情况做好孕期及围生期心理咨询和干预。

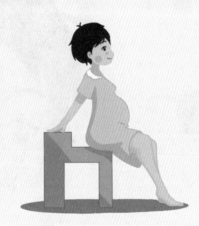

5. 重视孕前及孕期检查

重视孕前检查及筛查、遗传学检查等，普及孕期唐氏筛查。

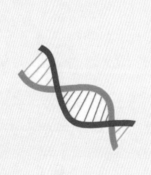

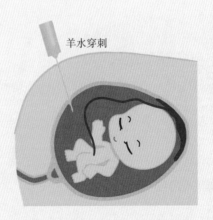

羊水穿刺

做好预防和准备

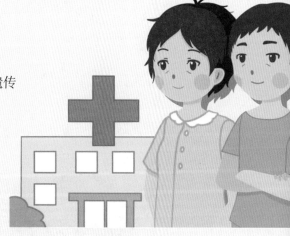

1. 一级预防

婚前或孕前到医院进行全面体检，有遗传疾病家族史的夫妇要做好孕前咨询。

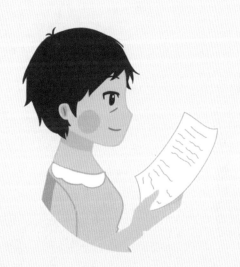

2. 二级预防

指导孕妇在怀孕期间定期到正规医院做产前检查，高龄和高危孕妇应根据病情及时就诊。

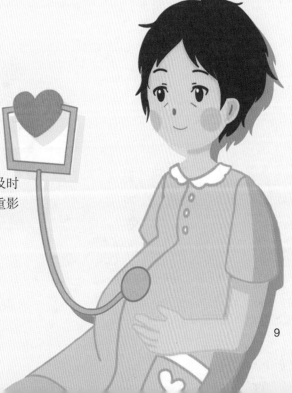

3. 三级预防

新生儿疾病的早期筛查、早期诊断、及时治疗，可以避免或降低疾病对新生儿的严重影响，提高生存质量。

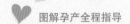
4. 身体准备

孕前综合评估身体状况，保证以最佳的身体状况怀孕及分娩。

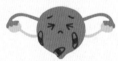 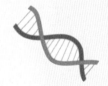

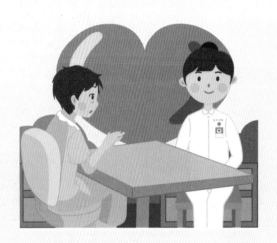

5. 心理准备

在备孕二胎前孕妇应有充分的思想准备，做好孕妇的心理支持。

6. 经济准备

根据家庭的经济状况考虑是否备孕二胎，毕竟良好的经济基础可以更好地保证家庭生活的质量。

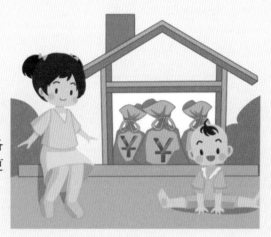

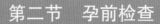

第二节　孕前检查

常规体检

身体基本情况，如心率、血压、血糖、年龄、体重、有无基础疾病、妊娠分娩史、遗传病史及家族史等。

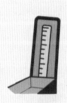 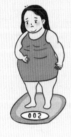

感染相关检查

优生四项检查，包括弓形虫感染、风疹病毒、巨细胞病毒、疱疹病毒等。
传染性疾病的检查，包括乙肝、甲肝、丙肝、梅毒、艾滋病等。

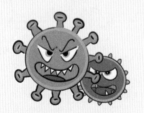 

口腔检查

备孕的女性应检查牙齿，若有症状及时治疗。

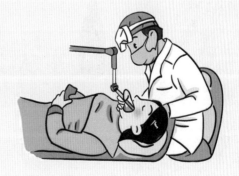

11

妇科检查

常规妇科检查可排除妇科疾病。做妇科 B 超，排除不能怀孕的风险因素。

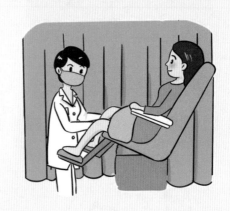

合并基础疾病

如果孕妇合并某些疾病需长期服药，最好在孕前咨询医生，是否适宜怀孕，以及备孕期间是否需停药或更换药物。

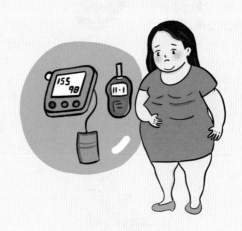

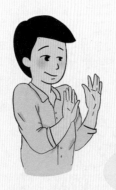

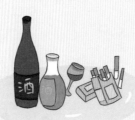

准爸爸的准备

如果准爸爸有吸烟、酗酒等不良习惯，建议尽早戒掉。

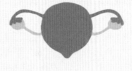

第三节　排卵与妊娠

排卵期

从本月月经来潮开始到下次月经来潮第 1 天。
可分为增殖期、分泌期、月经期。

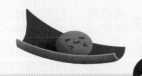

推算排卵期的方法

1. 经期推算法

月经规律者排卵日一般距下一次经期开始间隔 14 天左右。

2. 宫颈黏液检查法

在排卵期子宫颈管会分泌大量黏液，如蛋清状，易拉丝。

3. 测量基础体温法

清晨醒来后无任何活动前测量体温，月经周期内体温前低后高，变高的当天就是排卵日。

1. 排卵日

月经规律的女性，排卵日一般在下次月经来潮前的 14 天。

2. 排卵期

排卵日的前 5 天和后 4 天及排卵日当天。

3. 提高受孕率

在排卵期安排性生活。

排卵日		
	14 天	经期

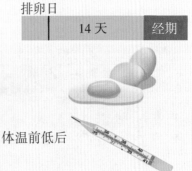

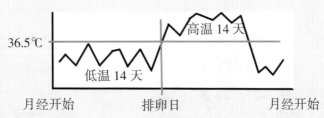

36.5℃　　高温 14 天

低温 14 天

月经开始　　　排卵日　　　月经开始

4. 排卵试纸自测法

女性排卵期 24 ～ 48 小时，用排卵纸自测，结果显示为阳性。

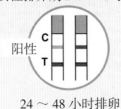

阳性　C　T

24 ～ 48 小时排卵

阴性　C　T

未检测到排卵期

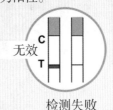

无效　C　T

检测失败

13

宜受孕因素

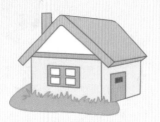

1. 在排卵期同房。

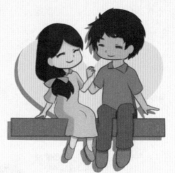

2. 性生活不宜过于频繁。

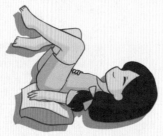

3. 采用易受孕的性爱姿势，同房后女方可以把臀部抬高一段时间，增加受孕概率。

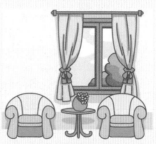

4. 居住环境宜清洁安静、阳光充足。

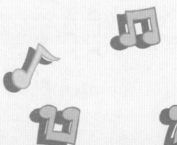

5. 妈妈心情愉悦、放松。

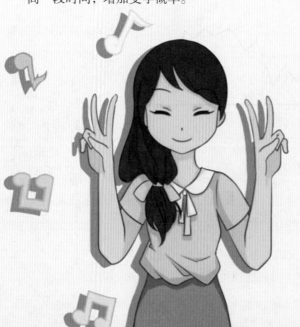

怀孕的判定

若没有采取有效的避孕措施，有过性生活且月经延迟来潮 10 日以上，可用早孕试纸自测。

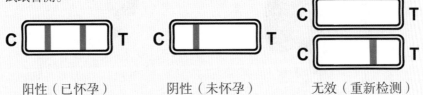

阳性（已怀孕）　　　阴性（未怀孕）　　　无效（重新检测）

C：检测线位置；T：对照线位置

计算预产期

1. 孕期约为 40 周，按末次月经时间的第 1 天算起，月份 –3 或 +9，日数 +7。

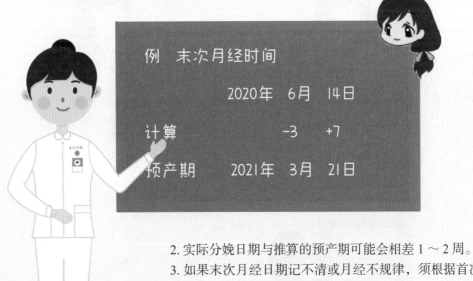

例	末次月经时间		
	2020年	6月	14日
计算		–3	+7
预产期	2021年	3月	21日

2. 实际分娩日期与推算的预产期可能会相差 1～2 周。

3. 如果末次月经日期记不清或月经不规律，须根据首次 B 超检查结果，由医生推算预产期。

常见的早孕反应

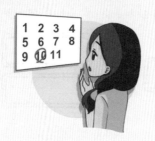

1. 停经

有过性生活且月经来潮延迟 10 天以上，可能是怀孕。

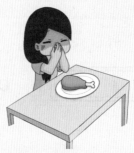

2. 恶心呕吐

早晨空腹时明显，可伴有厌油腻、厌食等症状。

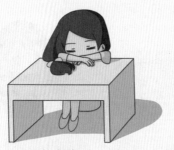

3. 倦怠嗜睡

昏昏欲睡，精神欠佳。

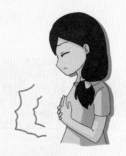

4. 乳房变化

乳房胀痛、增大，乳头刺痛，乳晕变大色泽加深，偶有静脉扩张。

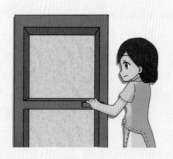

5. 尿频

增大的子宫在盆腔压迫膀胱。

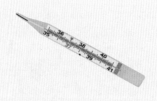

6. 基础体温升高

基础体温上升后，月经到期未来，且基础体温持续不降长达 16 天以上。

影响胎儿的危险因素

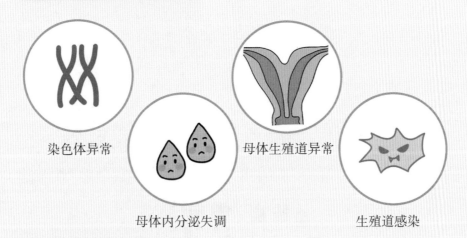

染色体异常　　母体内分泌失调　　母体生殖道异常　　生殖道感染

孕前注意事项

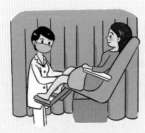

1. 筛查滴虫、真菌、细菌，如果有生殖道感染，夫妻双方要一起用药治疗感染。

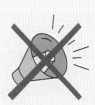

2. 注意工作环境，不能接触含汞、苯等有害物质，尽量避免噪声。

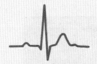

3. 完善孕前检查：心电图、血、尿、肝肾功能、内分泌功能检测等。

4. 如果反复发生早期流产，应产前筛查，排除胎儿染色体异常的风险。

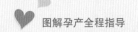

第四节　产前检查

世界卫生组织（2016 年）建议产前检查至少 8 次。

我国目前推荐的产前检查孕周分别为：6 ～ 13^{+6} 周，14 ～ 19^{+6} 周，20 ～ 24 周，25 ～ 28 周，29 ～ 32 周，33 ～ 36 周，37 ～ 41 周（推荐每周 1 次），有高危因素者酌情增加产检次数。

孕 6 ～ 13^{+6} 周

建立孕期保健手册确定孕周推算预产期，评估高危因素。检查项目：体重、血压、妇科检查、血常规、尿常规、血型（ABO 和 Rh）、空腹血糖、肝肾功能、乙肝表面抗原、梅毒、B 超、胎心（12 周左右）和感染四项等检查，必要时可做宫颈细胞学检查（孕前 12 个月未检查者）。

NT 检查

NT 检查是使用 B 超进行胎儿颈部透明层厚度筛查，用于排畸检查。评估胎儿是否存在染色体异常等疾病，筛查是否患有唐氏综合征和先天性疾病，如染色体畸形、心血管畸形等。检查时间为孕 11 ～ 13^{+6} 周。

检查数值小于 2.5mm，表示发生唐氏综合征或先天性疾病的可能性小，是低风险指标，2.5 ～ 3.0mm 是相对临界值，大于 3mm 则是异常检查指标。

这种筛查非常重要，但是时间的局限性比较大，超过相应孕周，透明组织会消失，则无法测量 NT。

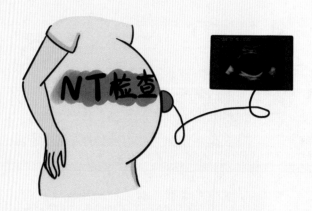

孕 14 ～ 19^{+6} 周

检查项目：体重、血压、宫高、腹围、四肢水肿情况、胎心、唐氏风险筛查。

唐氏筛查

抽取孕妇外周血，检测血清生化指标，结合孕妇的年龄、孕周、体重等，计算胎儿发生唐氏综合征、18-三体综合征、开放性神经管缺陷的风险。

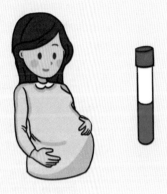

优势

操作性强，只需抽取 2 ～ 3ml 孕妇外周血。

检测时限：早孕期即可检测（早筛：9 ～ 13^{+6} 周；中筛：15 ～ 20^{+6} 周）

报告时间：采血后 7 个工作日可出报告。

无创 DNA

抽取孕妇外周血，利用新一代 DNA 测序技术对母体外周血浆中的胎儿游离 DNA 进行测序，并将测序结果进行生物信息学分析，得出胎儿患染色体非整倍体疾病（唐氏综合征、18-三体综合征、13-三体综合征）的风险。

优势

比唐氏筛查更准确，比羊水穿刺更安全。

操作性强，只需抽取 10ml 孕妇外周血。

检测时限：早期即可检测，时限长。适宜孕周为 12 ～ 22^{+6} 周。

报告时间：采血后 10 个工作日可出报告。

羊水穿刺

通过有创的穿刺技术获取胎儿羊水、脐带血、胎盘绒毛组织等的手术，主要包括羊膜腔穿刺术、脐静脉穿刺术、绒毛取材术。在超声定位或引导下，用穿刺针穿过腹壁、子宫肌层及羊膜进入羊膜腔，抽取羊水。通过抽取约 20ml 羊水，得到羊水中的胎儿脱落细胞，诊断胎儿是否患有先天性疾病。

优势

是胎儿染色体病诊断的"金标准"。

检测范围：能检测胎儿所有的染色体数目异常及大片段的染色体结构异常。

检测时限：时限较长，适宜孕周为 16 ～ 28^{+6} 周。

报告时间：穿刺后 28 个工作日（根据检测的项目不同而各有差异）可出报告。

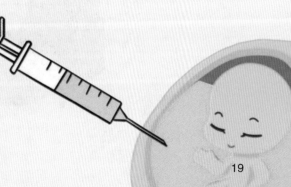

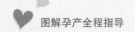
孕 20 ～ 24 周

　　超声检查：第 3 次产检项目中最重要的是 B 超筛查胎儿畸形，在孕 20 周做超声检查，主要观察胎儿的外观发育是否正常。医生会仔细测量胎儿的头围、腹围、股骨长度及检查脊柱是否有先天性异常。

　　（1）询问胎动、阴道出血、饮食、运动情况。
　　（2）体格检查与孕 14 ～ 19^{+6} 周产前检查相同。

系统性超声筛查"大排畸"

　　系统胎儿彩超就是应用高分辨率的彩色多普勒血流显像仪对胎儿进行全身系统的检查。内容包含胎儿的脊柱、头颅、颜面部、心脏、腹部（胃、肝、肾、膀胱）、肢体等。
　　系统胎儿彩超检查属于Ⅲ级超声检查，是以筛查胎儿结构畸形为目的的检查，需对胎儿的每一个重要器官进行检查，比较系统和全面，俗称"大排畸检查"。
　　单胎妊娠较佳检查时间为 22 ～ 26 周，双胎妊娠较佳检查时间为 20 ～ 24 周。
　　在此期间胎儿大部分器官可观察到，能系统完整地检测胎儿的发育情况，利于胎儿结构畸形筛查；另外，此时胎儿在母体宫内活动空间好，宫内 B 超效果佳。

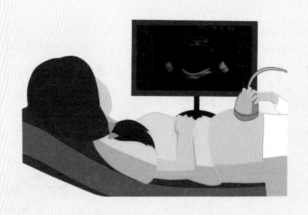

孕 25 ~ 28 周

常规检查项目：血压、体重、腹围、宫底、胎心、血、尿常规等。

重点检查项目：妊娠糖尿病筛查，糖耐量检查。

糖耐量检查

糖耐量检查是检测妊娠期糖尿病的有效手段，检查的意义在于确诊妊娠糖尿病，了解血糖波动范围，分析糖尿病稳定程度。

妊娠糖尿病除因遗传因素及孕期激素水平变化外，吃得多、运动少也是主要原因。妊娠糖尿病中 80% 的孕妇在孕前并不是糖尿病患者，所以不能因为之前没患糖尿病而麻痹大意。

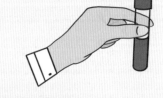

孕 29 ~ 32 周

常规检查项目：血压、饮食和体重管理、腹围、子宫底、胎心、血尿常规、羊水量、胎位、胎盘位置等。

特殊检查项目：四维超声检查（22 ~ 26 周），具体孕周数应与医生沟通。

四维彩超

四维彩超就是四维（4D）成像技术，能直观、立体地显示人体器官的三维结构及动态、实时地观察立体结构。

四维彩超可测定胎儿的胎龄，分析胎儿的发育情况，筛查胎儿畸形。

做彩超前不需空腹，最好是在早餐后进行，因为进餐后胎动比较活跃，可以看得更加清楚。

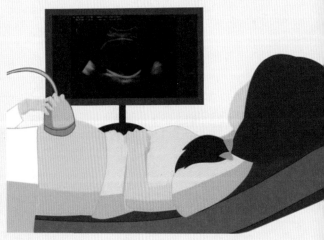

孕 33 ～ 36 周

常规检查：查体，化验全套（血常规、尿常规、肝肾功能、血清胆汁酸、感染四项和血型）、心电图、超声检查，胎心监护（NST，孕 34 周开始）；B 族链球菌筛查（备查）；分娩方式指导。

孕妇在孕 33 ～ 36 周时要做阴道分泌物和肛周分泌物检查，主要检查 GBS（B 族链球菌 / 无乳链球菌），这是一种正常寄居于阴道和直肠的条件致病菌，一般正常健康人群感染 GBS 并不致病。孕妇有感染者，可能会引起胎膜早破，继而引发胎儿宫内感染，严重时可引发新生儿窒息和败血症。

孕 37 ～ 41 周

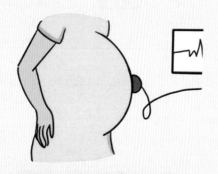

常规产前检查（建议每周 1 次）：查体，胎心监护（NST），复查血常规和凝血常规、尿常规等检查项目（必要时）。

胎心监护是孕晚期非常重要的产检项目，是正确评估胎儿宫内状况的主要检测手段，可及早发现胎心异常和及时给予处理，对降低围生儿死亡率有重要作用。

一般从孕 36 周开始每周要做 1 次胎心监护，每次约 20 分钟。借助仪器记录下胎儿心率的变化，以便了解胎动、宫缩时胎心的反应，及时发现胎儿缺氧情况，对胎儿窘迫及早做出诊断。

超过 41 周

如果超过了 41 周，孕妇要及时就医，并做好住院准备，接受常规查体、超声检查、胎心监护、宫颈评估等。

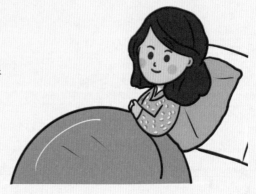

第五节　孕　吐

孕吐的原因

怀孕后体内激素水平的升高，是发生孕吐的主要原因。

人绒毛膜促性腺激素（hCG）会抑制胃酸分泌，减少消化酶分泌，从而延长胃排空时间，使食物长期留于胃中，导致恶心、呕吐，甚至引起反酸或胃灼热等。

通常情况下孕吐反应于孕 5 ～ 6 周开始出现，8 ～ 10 周达到高峰，孕 12 周后随着体内 hCG 水平的下降，孕吐症状大多自然消失，仅有少数孕妇会持续到妊娠晚期。

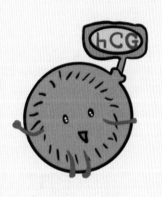

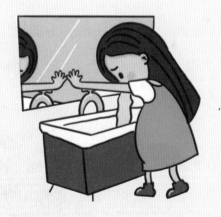

严重而持续的恶心呕吐，会导致严重脱水、电解质失衡，营养缺乏，影响母婴健康。

1. 孕妇在紧张、焦虑等心理状态时，孕吐较严重。

2. 孕前低体重指数（BMI）< 18.5 kg/m^2 的孕妇，孕吐较严重。

3. 长期患有慢性胃炎的孕妇孕吐较严重，建议备孕前提早治疗胃病。

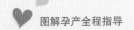
孕吐的缓解

1. 避免空腹

起床前先吃点苏打饼干。少食多餐，进食可不受时间限制，吃些小食品，避免空腹或低血糖。

2. 合理饮食

进食清淡，避免辛辣或油腻食物，多吃蔬菜、水果等偏碱性食物。水分的摄取则以两餐之间为佳，尽量避免在餐中摄入大量流质食物，避免一餐吃得过饱。

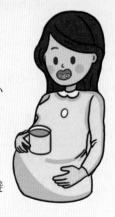

3. 注意饮食卫生

避免进食不洁、腐败、过期的食物。

4. 减少诱发因素

避免烟酒、厨房油烟的刺激，避免接触易引起呕吐的味道、食品或添加剂。呕吐后应立即清除呕吐物，避免恶性刺激，并用温开水漱口，保持口腔清洁。

5. 闻喜欢的味道

新鲜的柠檬或橙子的味道、香薰的味道，能减轻孕吐症状。

6. 注意合理作息

不要过度劳累，注意休息，保证充足的睡眠。可做适当的运动以分散注意力，如散步等。

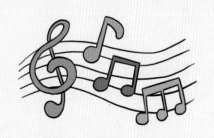

7. 保持心情愉悦

可以通过听音乐、看书、画画等，使情绪放松，缓解孕吐。

第六节 胎儿的生理特点

呼吸系统

胎儿期胎盘代替肺功能,母儿血液在胎盘进行气体交换,出生前胎儿呼吸肌已发育,有呼吸道及肺循环,孕11周B超可见胎儿胸壁运动,孕期出现能使羊水进出呼吸道的呼吸运动。

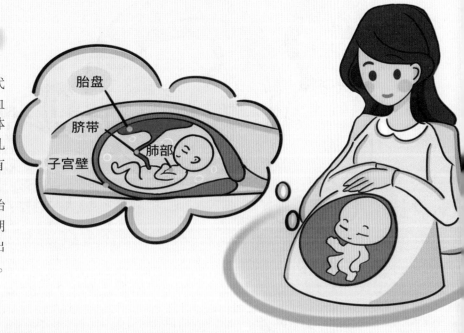

胎盘
脐带
肺部
子宫壁

循环系统

红细胞生成大概在受精后3周末建立。孕10周肝是红细胞的主要生成器官,以后骨髓、脾逐渐有造血功能。妊娠足月时,骨髓产生90%红细胞。

胎儿的营养供给和代谢产物排出,均需经胎盘传输后由母体完成。胎儿出生后,胎盘脐带循环中断,肺开始呼吸,肺循环阻力降低,新生儿血液循环逐渐发生改变。

胎盘

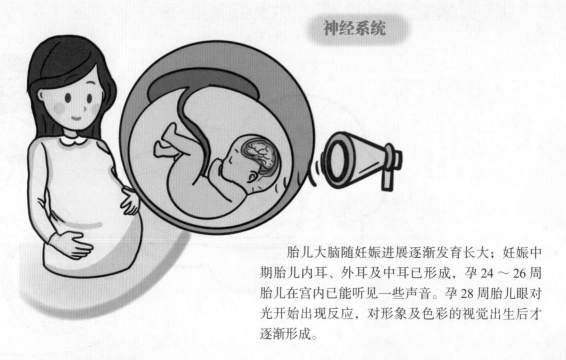

神经系统

胎儿大脑随妊娠进展逐渐发育长大；妊娠中期胎儿内耳、外耳及中耳已形成，孕24～26周胎儿在宫内已能听见一些声音。孕28周胎儿眼对光开始出现反应，对形象及色彩的视觉出生后才逐渐形成。

消化系统

孕11周小肠已有蠕动，孕16周胃肠功能基本建立，胎儿能吞咽羊水，吸收水分、氨基酸、葡萄糖及其他可溶性营养物质。

胎儿肝脏内缺乏多种酶，不能结合因红细胞破坏产生的大量游离胆红素。胆红素经胆道排入小肠氧化成胆绿素，胆绿素的降解产物导致胎粪呈黑绿色。

泌尿系统

孕 11 ~ 14 周胎儿肾已有排尿功能，孕 14 周胎儿膀胱内已有尿液。胎儿通过排尿参与羊水的循环。

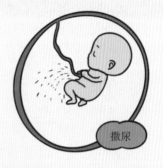

撒尿

内分泌系统

甲状腺于妊娠第 6 周开始发育，孕 12 周已能合成甲状腺激素。甲状腺激素对胎儿各组织器官的正常发育均有作用，尤其是大脑的发育，胎儿甲状腺对碘的蓄积高于母体甲状腺，因此，孕期补碘要慎重。孕 12 周胎儿胰腺开始分泌胰岛素。

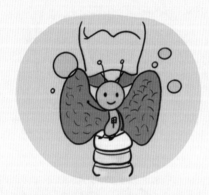

生殖系统及性腺分化发育

胎儿性别由性染色体决定，胎儿性腺的发育对性别表型起到辅助作用。性染色体 XX 或 XY 在受精卵形成时已确定，胚胎 6 周内胎儿性别尚不能区分。

此后在 Y 染色体的作用下，原始生殖细胞逐渐分化为睾丸（男）。若胚胎细胞不含 Y 染色体，原始生殖细胞分化为卵巢（女）。

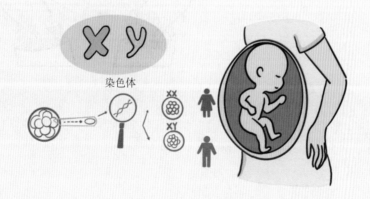

染色体

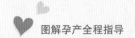

第七节 羊 水

羊水的由来

羊水是怀孕时子宫羊膜腔内的液体，是维持胎儿生命不可缺少的重要成分。

妊娠早期：母体血液经胎膜进入羊膜腔形成羊水。

妊娠中期：胎儿通过排尿产生羊水。

妊娠晚期：除了胎尿的排泄及羊水的吞咽之外，胎肺参与羊水的生成。

妊娠早期和中期时的羊水是清澈透明的，晚期逐渐变成碱性、白色稍浑浊的液体，其中不乏小片的混悬物质。这是因为附着在胎儿体表的胎脂在孕38～39周后会逐渐脱落，进入羊水，这也是胎儿已经发育成熟的标志。当胎儿出现宫内窘迫时，胎儿肠蠕动增强，排出的胎粪污染羊水，也可使羊水浑浊。

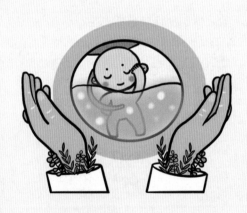

羊水的作用

1. 防震

羊水是胎儿的防震装置，能缓冲腹部外来的压力或冲击，避免胎儿受到损伤。

2. 恒温

羊水可保证羊膜腔内的温度始终处于一个恒温状态，使胎儿代谢活动在正常稳定环境下进行。

3. 抑菌

含有抑菌物质，保护胎儿免受感染。

4. 利于生长发育

通过吞咽或吸入羊水，可促进胎儿消化道和肺的发育。

5. 调节体液平衡

当胎儿体内水分过多时，可通过排尿的方式排到羊水中；当缺水时，可吞咽羊水加以补充。

6. 保护

羊水除了可以保护胎儿外，对母体也有保护作用。比如羊水可以减少胎儿在子宫内活动时给母体带来的不适感。在分娩过程中，羊膜囊可扩张子宫颈口及阴道，利于生产。破水后，羊水对产道有润滑作用，使胎儿更易娩出。

7. 其他

羊水还可以防止胎儿肢体粘连；当胎儿是臀位或足位时，也可避免脐带受压。

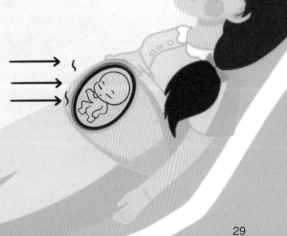

羊水量

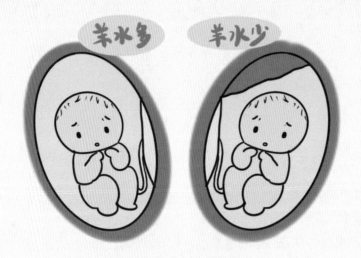

羊水的量会随着孕周数的增加而发生变化。

在孕20周时平均是500ml，到了孕28周左右，会增加到700ml，在孕32～36周时最多，为1000～1500ml，其后又逐渐减少。因此，临床上以300～2000ml为羊水的正常范围。超过或低于这个范围，则称为羊水过多（＞2000ml）或羊水过少（＜300ml）。

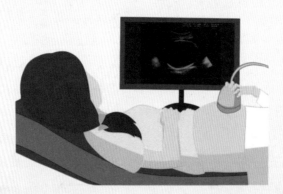

羊水最大暗区垂直深度（AFV）：是指通过B超检查测得的最大羊水暗区的垂直深度。正常的参考值为3～8cm，＜3cm表示羊水过少，＞8cm表示羊水过多。

羊水指数（AFI）：以脐水平线和腹白线为标志将子宫直角分成四个象限，测量各象限最大羊水池的垂直径线，四者之和即为羊水指数。正常值是5～24cm，＜5cm为羊水过少，＞25cm则诊断为羊水过多。

羊水过多

1. 羊水过多与胎儿畸形、妊娠合并症有关。

2. 以慢性羊水过多较多见，多发生在妊娠晚期。

3. 急性羊水过多较少见，多发生在孕20~24周，羊水急剧增多，子宫短期内明显增大，孕妇会有表情痛苦、呼吸困难、发绀、下肢及外阴部水肿、静脉曲张，甚至不能平卧等症状。

4. 羊水过多容易并发妊娠高血压综合征、胎位异常、早产，还可引起胎盘早剥，破膜时脐带可随羊水滑出造成脐带脱垂。产后因子宫过大容易引起子宫收缩乏力导致产后出血。

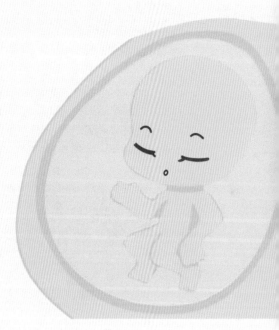

羊水过多的应对方法

如果B超已确认胎儿畸形，应咨询医生是否继续妊娠。如果胎儿正常但羊水过多，可采用穿刺放羊水的方法缓解，同时还需针对病因治疗，如控制血糖、治疗母儿血型不合等。

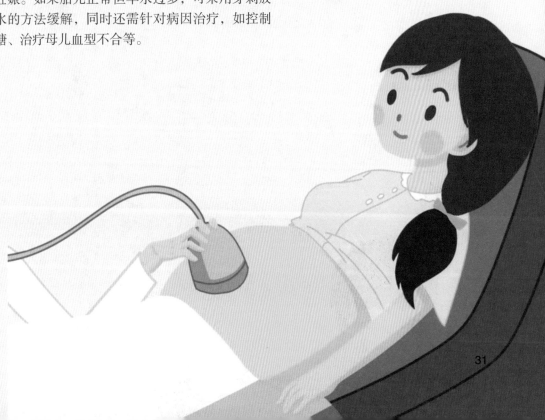

羊水过少

主要表现为胎动时感到腹痛，宫高、腹围小于同期正常妊娠的孕妇，子宫敏感度较高，检查时常因轻度刺激引起子宫收缩。羊水过少的胎儿可发生肺发育不全、生长受限、宫内窘迫，甚至出现新生儿窒息。

导致羊水过少的原因：胎儿畸形、胎盘功能减退、羊膜病变、妊娠高血压、药物作用，如利尿剂、吲哚美辛等。

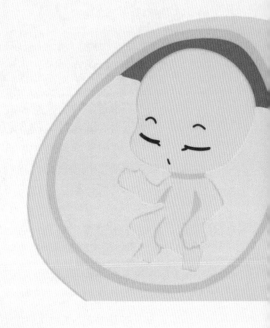

羊水过少的应对方法

1. 一定要综合判断是否出现胎儿缺氧。如果胎儿已经成熟且胎儿出现缺氧，应及时终止妊娠，尽快分娩。

2. 如果胎儿还不成熟，也没有缺氧，可以通过补液来增加母体的血液循环，以间接增加羊水量，同时要做好胎心监测、定期复查 B 超，等待胎儿成熟。

3. 因胎儿发育畸形而导致羊水过少应综合评估，根据医生的建议采取相应措施。

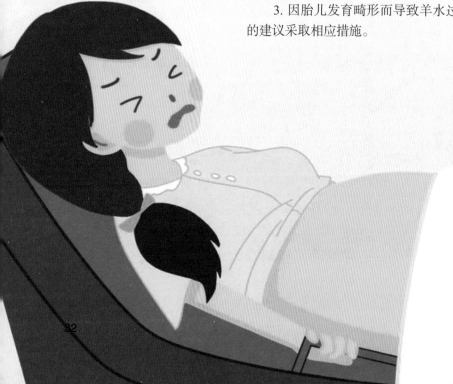

第八节 前置胎盘和帆状胎盘

前置胎盘与胎盘前置状态

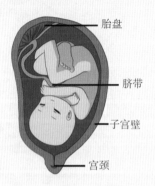

胎盘

脐带

子宫壁

宫颈

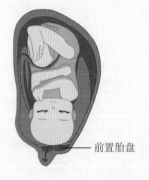

前置胎盘

胎盘是妊娠期间由胚膜和母体子宫内膜联合长成的母子间交换物质的器官，胎儿在子宫中发育，依靠胎盘从母体获取营养。

孕 28 周以前，B 超检查发现前置胎盘者，称为胎盘前置状态。妊娠早、中期发现胎盘前置状态，孕妇应注意休息，避免增加腹压，定期产检，出现不适及时就诊。

妊娠早、中期：胎盘较大，占据子宫壁一半以上的面积。

妊娠晚期：随着子宫的增大，胎盘占据子宫壁面积减少，大部分胎盘可随子宫体上移到正常位置。

前置胎盘是指在孕 28 周后，胎盘附着于子宫下段、下缘达到或覆盖子宫颈内口，位置低于胎先露部。

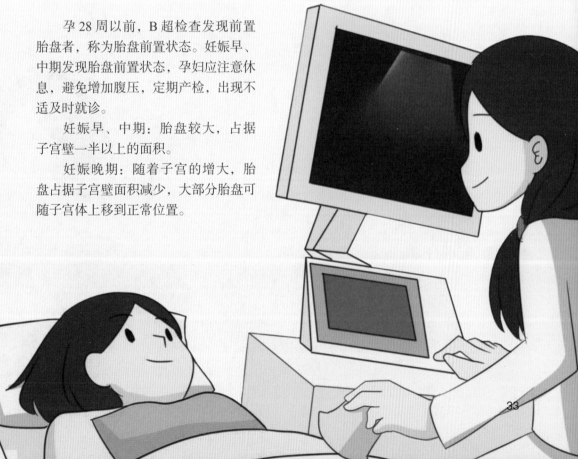

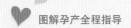

前置胎盘的分类

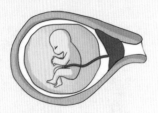

1. 完全性前置胎盘

子宫颈内口全部为胎盘组织所覆盖。

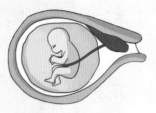

2. 部分性前置胎盘

子宫颈内口部分为胎盘组织所覆盖。

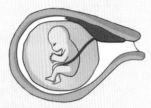

3. 边缘性前置胎盘

胎盘附着于子宫下段,边缘不超越子宫颈内口。

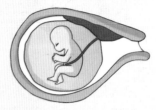

4. 低置胎盘

胎盘附着于子宫下段,边缘距宫颈内口＜2cm。

前置胎盘的表现

前置胎盘的症状特点是妊娠晚期或临产后出现无诱因、无痛性、反复性阴道出血。出血前没有预兆,一般第一次出血发生的时间越早(在孕28周或更早),则反复出血次数越频,出血量也较大,有时一次大出血即可使孕妇陷入休克状态。

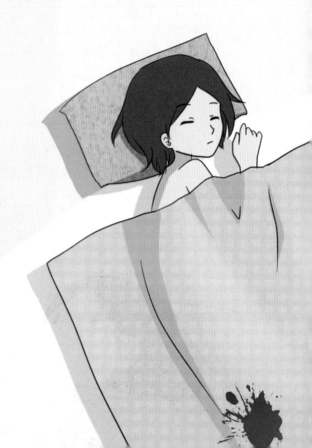

导致前置胎盘的因素

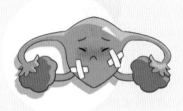

多次流产史、多次宫腔操作及剖宫产手术等。

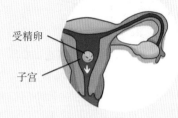

受精卵

子宫

当受精卵抵达子宫腔时，滋养层发育迟缓，继续下移植入子宫下段。

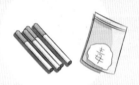

吸烟、毒品等不良生活习惯影响子宫胎盘供血。

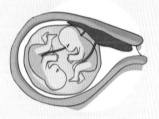

多胎妊娠由于胎盘面积大，延伸至子宫下段甚至达到宫颈内口。

前置胎盘的危害

1. 产妇产时、产后出血：附着于前壁的胎盘在进行剖宫产时，子宫切口无法避开胎盘，出血增多。生产后，子宫下段收缩力较差，胎盘不易剥离，易发生产后出血。

2. 植入性胎盘：胎盘深扎在子宫肌层与子宫肌层交织，使胎盘剥离不全发生产后出血。

3. 产褥感染：因前置胎盘剥离而接近宫颈外口，细菌易经阴道上行侵入胎盘剥离面，产妇因反复失血而致贫血，体质虚弱，易发生产褥期感染。

4. 产妇出血量多可导致胎儿缺氧死亡，早产率、新生儿死亡率升高。

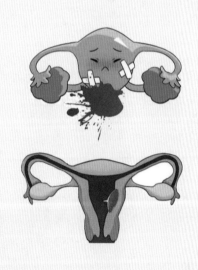

前置胎盘的处置

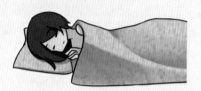

1. 孕妇应减少活动，卧床休息以左侧卧位为宜。

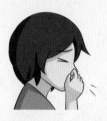

2. 避免进行增加腹压的活动，变换体位时动作要轻缓。

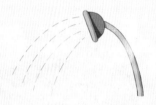

3. 应保持外阴清洁，每日清洁2～3次，出血多时及时通知医护人员，及时更换会阴垫，防止感染。

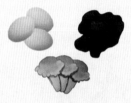

4. 饮食应营养丰富、全面。多食含铁较高的食物预防贫血，为避免便秘应增加蔬菜、水果的摄入。

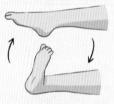

5. 长期卧床者每日应做踝泵运动，防止血栓形成。进行深呼吸练习，锻炼肺部功能，预防肺炎的发生。

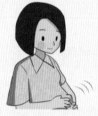

6. 加强自我监护。孕28周开始自数胎动，注意阴道出血量、颜色、时间等。

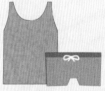

7. 24小时卧床，应每日更换内衣裤，保持皮肤清洁，出血量多或反复出血期间勿沐浴，以免增加出血量。

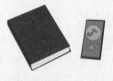

8. 减少活动，卧床休息，看书，听音乐，良好心态有助于病情的稳定。

帆状胎盘

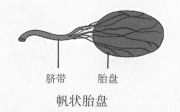 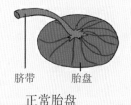

脐带   胎盘   脐带   胎盘

帆状胎盘   正常胎盘

帆状胎盘是脐带入口异常的一种，即脐带帆状附着，是指胎儿脐带血管附着在胎盘以外的胎膜，脐血管呈扇形分布走行于羊膜与绒毛膜间，缺乏脐带胶质，无脐带螺旋，走行一段距离后才进入胎盘。

胎盘：犹如帆船的船体。

胎膜及其内的脐带血管：组成帆船的"船帆"——胎膜为布，血管为架构，故形象地称之为帆状胎盘或脐带帆状附着。

由于血管附着在羊膜上面，如果胎膜破裂，则血管破裂和出血，导致胎儿在数分钟内死亡。

以下情况并不常见：

1. 有帆状附着的血管，血管位于或靠近子宫颈口，这就是所谓的"血管前置"。

2. 如果只有帆状附着的血管，但并不存在"血管前置"，一般情况下发生血管破裂的概率很小。

3. 当胎儿下降时，压迫胎膜内血管会导致胎儿缺氧，如果发生胎膜内的血管撕裂会导致胎儿死亡。

对胎儿的结构进行仔细的超声检查，如果存在前置血管，需择期行剖宫产。每4～6周评估1次胎儿的生长发育情况。

孕36周以后每周至少进行1次胎心监护检查，了解是否存在因血管扭转或压迫而导致的胎心率变化。一旦临产，及时入院观察，持续行电子胎心监护，观察是否存在胎儿宫内缺血、缺氧。如果没有自然临产，在孕41周住院引产。

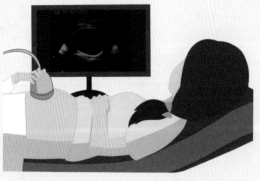

第九节　胎位不正

胎位不正原因

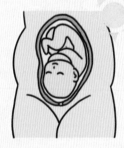

1. 羊水过多或过少。
2. 孕妇骨盆狭窄、巨大儿、前置胎盘。
3. 多胞胎。
4. 孕妇腹壁松弛：腹壁松弛会造成腹肌对子宫失去支撑。

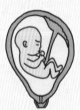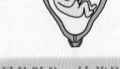

5. 胎儿畸形、子宫畸形。
6. 脐带过短。
7. 子宫疾病：子宫内肿瘤或其他疾病可影响胎儿在子宫腔内的位置，造成胎位不正。

最佳胎位：枕前位

胎儿在母体子宫中是浸泡在羊水中的，因为胎儿的头部较大，因此在子宫中一般是头朝下倒立的姿势。在进行产检的时候会发现胎儿头部自然竖立，蜷曲着身体与母体面对面依偎，这个姿势就是正常的枕前位。

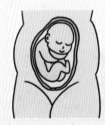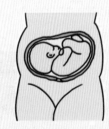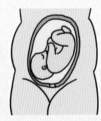

臀位、横位、斜位等是传统意义上的胎位不正，会造成分娩困难。如果在产检时发现胎位不正，一定要及时纠正。

胎位不正与妊娠周数有着密切的联系。如果是在孕30周之前发现胎位不正，要多观察。在孕30周之前，胎儿的体型还不大，活动空间较大，胎位不固定，再过2周以后，胎位才基本固定，因此，纠正胎位的时期最好在孕30～32周。

纠正胎位

1.膝胸卧位法

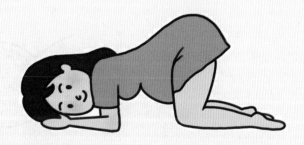

孕期在 30 ～ 32 周，臀位，可以采用膝胸卧位法，但因存在个体差异，应咨询医生。

（1）排空尿液，松开裤带，跪在床上。

（2）两只手臂屈曲放在床上，双腿分开与肩同宽，胸部与肩尽量贴近床面。

（3）双膝弯曲，大腿与地面垂直，臀部尽量抬高。每次坚持 2 分钟，在习惯以后可以保持 5 ～ 10 分钟，一天最好进行 3 次。

2.桥式卧位法

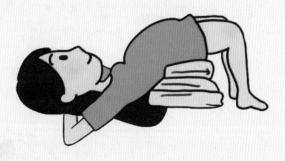

孕期在 30 ～ 32 周，臀位。

（1）仰卧在床上，头枕在手臂上。

（2）将腰部抬起，下面垫上靠垫或者枕头，使臀部抬高 30 ～ 50cm，每天做 1 次，每次 10 ～ 15 分钟。

注意：纠正胎位时一定要注意有无不适，如有胸闷、憋气、胎动频繁、宫缩等，应立即停止。

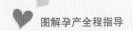

第十节　产科检查

阴道超声检查

阴道超声的探头是伸入阴道内进行检查。由于探头位置接近子宫和卵巢，图像清晰、分辨率高，检查结果较准确。此外，阴道超声不需要憋尿，相对节省时间。

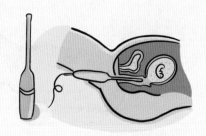

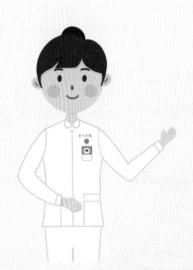

妊娠早期做阴道超声检查的好处

1. 了解孕囊的位置是否正常，明确是宫内妊娠还是宫外妊娠。

2. 核实孕周、判断胚胎发育情况。经阴道B超胎芽大于 5mm 时，可见到胎心搏动。如没有胎心搏动，提示有胚胎停止发育的可能，应定期复查。

3. 判断胚胎的数目。这是早期诊断是否多胎妊娠最准确的方法。

4. 观察胎儿的早期发育。

5. 及早发现子宫、附件的异常。

妊娠早期阴道超声检查对胎儿的影响

医学使用的超声强度是低于安全阈值的，妊娠早期检查的时间短，一般不超过 3 分钟，对胚胎来说是安全的。

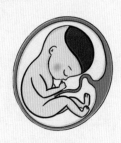

无创基因检测

无创基因检测的优点

利用新一代 DNA 测序技术对母体外周血浆中的游离 DNA 片段（包含胎儿游离 DNA）进行测序，并将测序结果进行生物信息分析，从中可得到胎儿的遗传信息，从而检测胎儿是否患三大染色体疾病。优点是安全、早期、无创、准确。

产前做无创基因检测的意义

我国出生缺陷发生率高达 5.6%，每年新增出生缺陷儿约 90 万例。临床 21- 三体综合征、18- 三体综合征和 13- 三体综合征较为常见。这类疾病目前尚无有效的治疗方法，因此产前筛查意义重大。最佳检测时间为孕 12 ～ 24^{+6} 周。

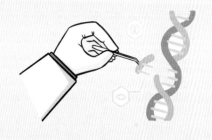

无创基因检测的适合人群

1. 孕妇在血清学筛查、影像学检查显示为常染色体非整倍体临界风险时。

2. 有介入性产前诊断禁忌证者。

3. 就诊时为孕 20^{+6} 周以上，错过血清学筛查最佳时间或常规产前诊断时机。

4. 预产期年龄 ≥ 35 岁的高龄孕妇，以及有其他直接产前诊断指征的孕妇。

5. 孕周 < 12 周的孕妇。

6. 超重（体重 > 100 kg）孕妇。

7. 通过体外受精 - 胚胎移植（IVF-ET）方式受孕的孕妇。

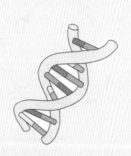

B 族链球菌检测

B 族链球菌（GBS）

是存活于人体的诸多细菌之一，正常寄居于成年女性的阴道和直肠中，一般情况下，正常健康女性感染 GBS 并不致病。GBS 是一种严重威胁孕妇及胎儿安全的常见致病菌。

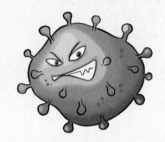

对孕产妇的影响

1. GBS 易引起胎膜早破，进而上行导致羊膜腔感染。

2. 引起子宫收缩，增加晚期先兆流产和早产的风险。

3. 是产褥感染的主要病原菌之一。

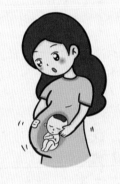

对新生儿的影响

主要分为早发性感染和迟发性感染两种，其中早发性感染占 80% 以上，以肺炎和败血症为主，有严重的呼吸系统症状。迟发性感染以脑膜炎为主。

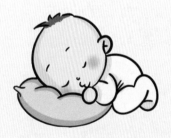

检测时间

孕 35～37 周采用 PCR 方法进行筛查。

妊娠合并肺动脉高压

"蓝嘴唇"是肺动脉高压患者的标志，由于缺氧导致嘴唇呈现紫蓝色。肺动脉高压是指肺动脉压力升高超过一定界值的一种血流动力学和病理生理状态。诊断标准为海平面静息状态下右心导管检测肺动脉平均压 ≥ 25mmHg。

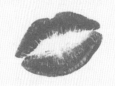

症状

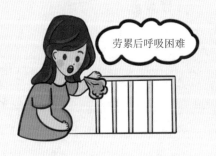

劳累后呼吸困难

劳累后呼吸困难是最早出现的症状，正常妊娠的孕妇也会出现类似的症状。起初运动耐量下降、轻微感到疲乏和虚弱，但随着妊娠进展，有些孕妇会出现水肿、胸腔积液、腹水等。严重时会出现血压降低、脑组织供血不足、晕厥等表现。胸痛也是肺动脉高压的典型症状，肺动脉扩张压迫喉返神经时会出现声音嘶哑。

危害

妊娠合并肺动脉高压的孕妇心血管方面最显著的变化是血容量增多、心率增快和心排血量增加，可使已经受损的心、肺功能和血流动力学状况进一步恶化，危险期在妊娠第 6 ～ 8 个月到产后 48 小时。整个孕期病情发展快、临床预后差、病死率高。

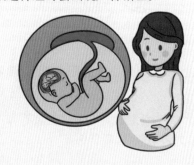

确诊

（1）心电图：肺性 P 波、电轴右偏、右心室肥厚和压力负荷过重、右束支传导阻滞和 QTc 间期延长。

（2）心脏超声：估测肺动脉平均收缩压、右心室大小和功能，同时可提示肺动脉高压的原因，如左心室的收缩和舒张功能。

（3）右心导管：测得肺动脉平均压 ≥ 25mmHg 是诊断肺动脉高压的"金标准"，可以计算肺血管阻力和右心排血量，同时可以行肺血管扩张试验，为是否使用降肺动脉压力药物做参考。

乙肝母婴阻断

降低发生母婴传播的可能性

进行乙肝相关筛查，并对肝功能进行评估，做到计划妊娠。必要时进行相应的抗病毒及保肝抗炎治疗。

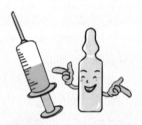

母亲为 HBsAg 阳性，新生儿要在出生后 12 小时内尽早注射乙型肝炎免疫球蛋白，同时在不同部位接种第 1 针乙肝疫苗，1 月龄和 6 月龄时分别注射第 2 针和第 3 针乙肝疫苗。

研究显示，新生儿在出生后尽早注射乙肝免疫球蛋白和乙肝疫苗后能有效阻断母婴传播。

HBsAg 阳性母亲可以哺乳，但要注意：

1. 母亲正在服用对婴儿安全性不能确定的治疗药物，不推荐母乳喂养。

2. 以下情况建议暂停母乳喂养：母亲乳头皲裂、渗血；母亲肝功能异常者；新生儿口腔溃疡、黏膜损伤者。

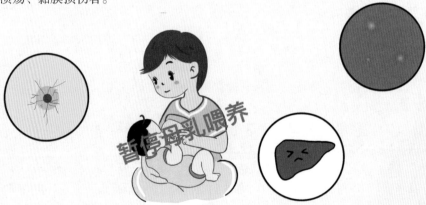

新生儿获得有效保护的检测

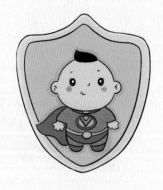

乙肝疫苗全程接种三针后 1 个月抽血检查:

1. HBsAg 阴性、抗 -HBs 阳性,且 > 100 mU/ml,表明抗体保护力强,需定期监测。

2. HBsAg 阴性、抗 -HBs 阳性,且 < 100 mU/ml,表明抗体保护力弱,应密切监测,必要时补种乙肝疫苗 1 次。

3. HBsAg 阴性且抗 -HBs 阴性,说明未产生保护性抗体,需再次全程接种乙肝疫苗,然后再复查。

4. HBsAg 阳性、抗 -HBs 阴性,提示母婴阻断失败。

母婴传播的途径

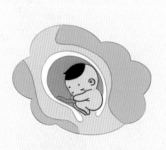

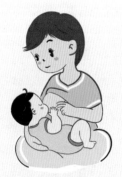

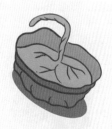

1. 产时感染

由于胎儿在通过产道时吞咽含乙肝病毒的母血、羊水或阴道分泌物等导致感染;或分娩过程中子宫收缩致胎盘绒毛血管破裂、母血进入胎儿体内。

2. 产后感染

主要是通过母婴接触致使病毒感染新生儿,与接触母亲唾液及母乳喂养有关。

3. 宫内感染

主要指胎盘传播,乙肝病毒通过胎盘循环到达胎儿体内。

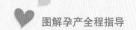

第十一节 孕期食品安全

孕期的食物禁忌

1. 长期素食

日本医学家研究发现，母亲长期进食素食，其所生的婴儿由于缺乏维生素 B_{12}，往往患有不可逆的脑损害，婴儿出生 3 个月后逐渐显示出情感淡漠，丧失控制头部稳定的能力，出现头和腕等不自主运动，如不及时治疗易引起巨幼细胞贫血和显著的神经系统损害。如果脂肪摄入不足，易导致抵抗力低下，增加存活率较低的低体重儿的出生率。

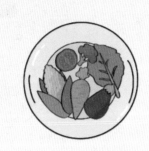

2. 滥用温热补品

由于孕妇胃肠功能减弱，出现食欲缺乏、胃胀气、便秘等。如果孕妇滥服温热补品，势必导致阴虚阳亢、气机失调、气盛阴耗、血热妄行，加剧孕吐、水肿、高血压、便秘等症状，甚至发生流产或死胎等。

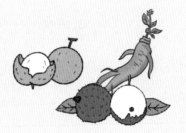

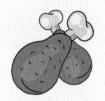

3. 高脂肪

长期进食高脂肪食物，使大肠内的胆酸和中性胆固醇浓度增加，这些物质的蓄积能诱发结肠癌。同时，高脂肪食物能增加催乳激素的合成，促使发生乳腺癌，不利于母婴健康。

4. 高蛋白

过多摄入蛋白质，人体内可产生大量的硫化氢、组胺等有害物质，容易引起腹胀、食欲缺乏、头晕、疲惫等现象。同时，造成血中的氮质升高，导致胆固醇升高，加重肾脏的负担。

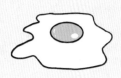

蛋白质供应不足易使孕妇体质衰弱，胎儿生长缓慢，产后恢复健康迟缓，乳汁分泌稀少。产后每日蛋白质的需要量应达到 90 ～ 100g。

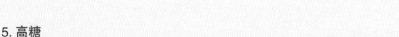

5. 高糖

血糖过高会加重孕妇的肾脏负担,不利于孕期保健。大量医学研究表明,摄入过多的糖分会削弱人体的免疫力,使孕妇机体抗病力降低,易受细菌、病毒感染,不利于优生。

6. 高钙

孕妇补钙过量,胎儿有可能出现高钙血症。出生后,囟门太早关闭、主动脉狭窄等。一般来说,孕妇在妊娠前期每日需钙量为800mg,后期可增加到1100mg,除日常从鱼、肉、蛋等食物中合理摄取外,要遵从医生的建议合理补钙。

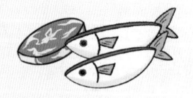

7. 过咸

摄盐量与高血压发病率有一定关系,食盐摄入越多,高血压发病率越高。妊娠高血压综合征严重影响母婴健康。如孕妇口味过重易诱发妊娠高血压综合征。每日食盐摄入量应在6g左右。

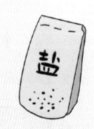

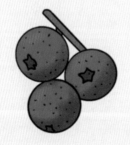

8. 酸性食物

在妊娠早期,孕妇会出现择食、食欲缺乏、恶心呕吐等早孕症状,很多孕妇喜欢吃酸的食物。德国有关科学家研究发现,妊娠早期的胎儿酸度低,母体摄入的酸性药物或其他酸性物质,大量积聚于胎儿组织中,影响胚胎细胞的正常分裂与生长发育,并易诱发遗传物质突变,导致胎儿畸形。在妊娠初期约2周时间内,不要服用酸性药物和酸性食物、酸性饮料等。

图解孕产全程指导

9. 刺激性饮品

医学研究证实，酒精可以通过胎盘进入胎儿体内，对胎儿产生毒害作用，不仅使胎儿发育缓慢，还可造成器官畸形与缺陷。如发生心脏和四肢的畸形。胎儿出生后可表现为智力迟钝、愚顽、易生病等。

茶中含有大量的单宁，能和食物中的蛋白质结合，变成不溶解的单宁酸盐，可与其他食物成分凝聚而沉淀，影响孕妇、胎儿对蛋白质、铁、维生素的吸收利用，进而发生营养不良。

茶叶中还含有鞣酸，有收敛作用，影响肠道的蠕动，易使孕妇发生便秘。孕妇多饮汽水，可造成体内缺铁而贫血，不利于胎儿生长发育。此外，孕妇不宜多喝冷饮、多吃凉食，以免发生腹痛、腹泻诱发宫缩引起早产。

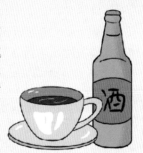

10. 发霉的食物

发霉的食物中含有大量的黄曲霉素，是强致癌物质，可使孕妇患肝癌、胃癌等癌症。在胎儿期，由于各器官功能不完善，特别是肝、肾功能十分弱，黄曲霉素会对胎儿产生毒性作用，影响发育。

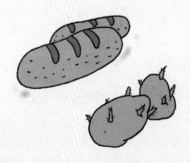

48

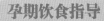

孕期饮食指导

1. 孕早期

孕早期是从妊娠开始到 12 周末，是胎儿各器官生长发育逐渐成形的时期。孕妇往往会出现恶心、呕吐、厌食反应。所以孕妇最好选择清淡可口的饮食。

（1）每天补充适量的叶酸，它是胎儿神经系统发育所必需的，多吃新鲜、深绿色多叶的蔬菜。

（2）保证优质蛋白质的供给。可以多食用鸡蛋、瘦肉、牛奶、豆类等蛋白质含量高的食物。

（3）保证无机盐和维生素的供给。胡萝卜、绿色蔬菜、新鲜水果、动物肝脏都是维生素的最佳来源。

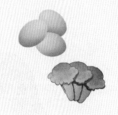

2. 孕中期

孕中期是指怀孕后 13 ～ 27 周，是胎儿迅速生长的阶段，胎儿的组织器官不断分化，完善功能。孕中期是孕育过程中最重要的阶段，此时不仅要适量增加营养物质的摄入量，还需要营养均衡。

（1）合理搭配膳食。每天补充定量的谷物主食、动物瘦肉、水果、蔬菜、奶品、豆类及其制品。

（2）应摄入足量的钙质。牛奶、海产品、大豆制品、深绿色的叶菜等都是钙质很好的食物来源。

（3）应摄入足量的锌和碘。牡蛎、肉类、蛋类、动物肝脏、海产品中海带、紫菜等都是锌和碘的食物来源。

（4）补充铁质。猪血、肝脏及油菜、菠菜等都是富含血红素和铁丰富的食物。

3. 孕晚期

孕晚期是指怀孕后 28 ～ 40 周。此时胎儿生长达到最高峰，孕妇所需的营养增多。可按照自身情况加强营养量的摄入，保证营养供给。

（1）平时应多吃含蛋白质、矿物质和维生素丰富的食物，如牛奶、鸡蛋、动物肝脏、鱼类、豆制品、新鲜蔬菜和水果等。

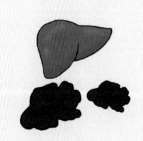

（2）多吃含铁、维生素 B_{12} 和叶酸丰富的食物如动物血、动物肝脏、木耳、青菜等，既可防治孕妇自身贫血，又可预防胎儿出生后缺铁性贫血的发生。

（3）应少吃含热量高的食物，如巧克力、奶油等，避免孕妇过于肥胖、胎儿过大，导致难产。

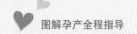
第十二节　孕期体重与运动

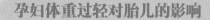

孕妇体重过轻对胎儿的影响

1.影响胎儿正常发育

如果孕妇在怀孕期间摄入的营养物质不足，体重过轻，母体无法为胎儿提供充足的营养，影响胎儿正常发育，胎儿因营养不足导致发育迟缓或停滞。

2.降低胎儿的抵抗力

孕妇体重过轻增加了早产的可能性。如果孕妇在产检时发现胎儿体重比相应月份标准体重轻，那么胎儿出生时体重可能也会偏轻，这样的新生儿皮下脂肪少、保温能力相对较差、呼吸功能及代谢功能也比较弱，免疫力和抵抗力相对正常体重的胎儿要差。

3.容易早产

孕妇体重过轻会导致低体重儿、胎儿生长受限、早产等。

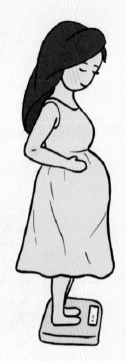

孕妇体重过重对胎儿的影响

1. 容易引发难产。一般来说，孕妇体重增加，胎儿的体重也增加，体重越重，难产的可能性就越大。体重过重的孕妇其产道因脂肪堆积而弹性减弱，出现宫缩乏力、产后出血，严重的还会导致新生儿窒息。

2. 容易出现巨大儿。孕妇体重过重，则容易出现巨大儿。剖宫产及产后出血的概率升高，对盆底组织的损伤也较大。巨大儿在成长过程中出现代谢性疾病的概率较正常体重儿高。

3. 增加胎儿先天性疾病发生概率。

孕期体重异常对孕妇的影响

孕期体重过重会增加妊娠高血压综合征、妊娠糖尿病、产后肥胖等的发病率；体重过轻则增加孕妇营养不良、贫血、抵抗力下降等的发生率。

孕期体重合理增加

孕早期（1～3个月）：不增反降

每月体重增加 0.5kg 左右，体重增加不明显，这个阶段孕妇的体型并没有太大的改变，有的孕妇可能由于严重的孕吐反应，体重非但不增，反而降低，这些都是正常的。

孕妇此时正处于早孕反应期，食欲缺乏，这时不用过分注意体重是否增加，只需补充一些基本的营养素即可。饮食方面以清淡、易消化的食物为主，少吃油腻食物，避免各种有害刺激，不喝含酒精和咖啡因的饮料。

孕中期（4～6个月）：稳步上升

体重每月增加 1.5～1.8kg。孕妇的体重随着胎儿的快速生长开始有规律地稳步增长。此时孕妇的体型发生明显改变，这时候是控制体重的关键期。

孕中期是孕妇最舒适的时期，胃口开始变好，心情也随之放松。这个时候饮食要讲究荤素兼备、粗细搭配、少食多餐，同时配合适当的运动，切不可让体重提前超标！

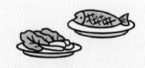

孕晚期（8～10个月）：增长迅速

孕晚期是孕妇体重飞速增长的时期，每周增加 0.5kg 左右。应保持匀速增加，而不是突然猛增。

经证实，60% 的多余体重都是孕晚期"疯长"的结果，所以孕晚期体重管理进入"关键期"。饮食要注意保证质量、品种齐全。适当限制糖类和脂肪的摄入，以免胎儿过大。

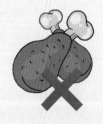

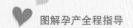
孕期运动

运动不仅可以使孕妇身心舒畅，还能增进肌肉活动的协调性，有助于顺利分娩。另一方面，适当运动也有利于胎儿的成长。母体血液循环的增强，增加了对胎儿氧气和营养的供给，促进大脑和身体发育。

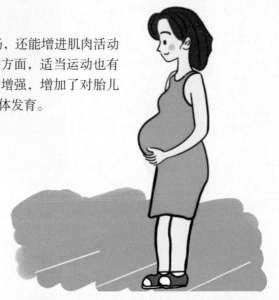

1. 散步

散步是增强心血管功能最好的运动。在整个孕期，散步都是很安全的运动。

2. 游泳

游泳是孕期最好、最安全的锻炼方式之一。游泳可以锻炼大肌肉群（臀部和腿部肌肉），对心血管也很有好处。

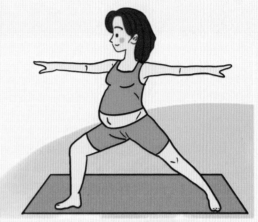

3. 跳舞

跳舞能促进身体的血液循环。但是，要避免做跳跃或旋转等剧烈动作。

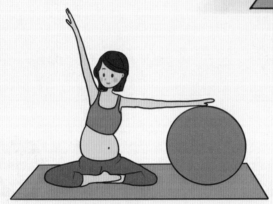

4. 瑜伽

瑜伽可以保持肌肉张力，使身体更加灵活，而且关节承受的压力也很小。

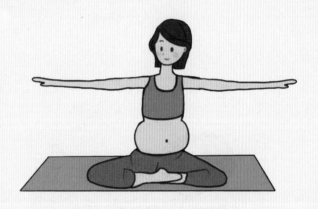

孕期保持良好的姿势：挺直背部，缩紧臀部站直，坚持肌肉锻炼，产后不仅会很快恢复形体，还有助于消化。

骨盆倾斜锻炼是一项很好的产前准备活动，有助于消化，使背部和骨盆更灵活且有韧性。

第一步：四肢着地跪在地上；背部与地面平行，肩膀保持平稳。

第二步：抬起腹部和臀部，缓慢地使骨盆向前倾斜，同时呼气，背向上拱起；保持姿势数秒，同时坚持呼吸，然后吸气并放松。反复几次。

第2章 产 中

第一节 临产的征兆及早产

临产的征兆

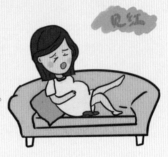

1. 见红

阴道有血性分泌物，在分娩发动前 24 ～ 48 小时出现。

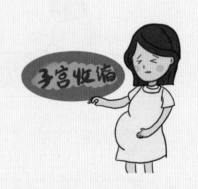

2. 破水

分娩期，子宫的收缩加强，子宫腔压力增大导致羊膜囊破裂，有大量羊水流出，这就是破水。

3. 规律且逐渐变强的子宫收缩

孕妇感觉腹部有规律地变硬，腹部胀痛，并且疼痛的强度随着时间加剧，疼痛持续的时间也越来越长，这是即将临盆的现象。

注意事项

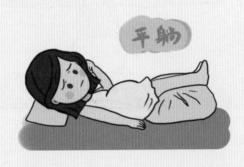

假临产：孕妇出现不规律宫缩，夜间频繁，白天消失，经检查不伴有胎头的下降和子宫颈管的缩短。

胎膜早破：分娩前出现破水时一定要平躺，不要站立或坐起，因为脐带可能会随着羊水的流出脱出到阴道导致胎儿窒迫或胎死宫内。

早产

凡妊娠满 28 周不满 37 周的均为早产。此时娩出的新生儿称为早产儿，体重 1000 ～ 2499g。国内早产占分娩总数的 5% ～ 15%。约 15% 的早产儿死于新生儿期。

早产的原因

疾病因素

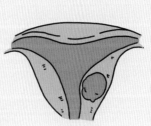

1. 孕中期子宫颈口被动扩张导致胎膜早破、绒毛膜羊膜感染。
2. 孕妇阴道及泌尿系统感染。
3. 妊娠合并症和并发症。
4. 子宫颈内口松弛。
5. 子宫发育不良、子宫先天畸形、宫颈功能不全。
6. 子宫颈松弛、子宫肌瘤。
7. 孕妇患有或合并急性或慢性疾病，如病毒性肝炎、急性肾炎、肾盂肾炎、急性阑尾炎、病毒性肺炎、高热、风疹等急性疾病；心脏病、糖尿病、严重贫血、甲状腺功能亢进症、高血压、无症状菌尿等慢性疾病。

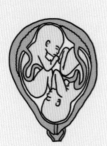

孕妇因素

1. 双胞胎、多胞胎导致子宫张力过大。
2. 羊水过多导致子宫腔压力升高。
3. 孕期长途旅行劳累颠簸、居住高原地带、气候变换、居住环境变化、情绪剧烈波动导致内分泌紊乱。
4. 腹部遭受撞击、创伤、性交或手术操作刺激等。
5. 孕妇有吸烟、饮酒、吸毒等不良生活习惯。
6. 长期站立。
7. 孕期心理负担过大。
8. 有孕晚期流产、早产及产伤史。
9. 生育年龄过小或过大。
10. 约 30% 的早产无明显原因。

胎儿、胎盘因素

1. 前置胎盘或胎盘早剥。
2. 胎儿畸形、死胎、胎位异常。

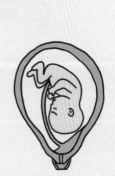

早产的症状

早产的表现最初是出现不规律的宫缩，可能伴有少量阴道出血或血性分泌物。随后发展为每 5 分钟 1 次，持续 2 小时或以上的规律宫缩，伴有子宫颈管缩短，子宫颈扩张 2cm 以上等变化。同时产妇还可能出现下腹部变硬、有酸痛感、痉挛性疼痛、下坠感，下腹部和大腿压力增大，恶心、呕吐或腹泻，胎膜早破、阴道分泌物增加或异常等症状，有时会出现胎动突然减少。

子宫收缩

早产的危害

1. 肺发育不成熟，出生后肺不能很好地膨胀，发挥呼吸功能，因而会导致呼吸困难，严重时可致死亡。

2. 肝发育不成熟，缺乏维生素 K_1，容易导致出血。

3. 体温调节功能发育不全，皮下脂肪层少，较难应对外界的正常气温变化，如果未做好保暖将导致新生儿硬肿病、肺出血等问题。

4. 极易发生新生儿黄疸现象。

5. 吸吮力差，喂养较为困难，可能诱发低血糖等。

6. 由于早产儿身体各个器官系统尚未发育成熟，存活率低，容易导致多种新生儿疾病，甚至可能出现智力障碍或神经系统后遗症。

7.15% 的早产儿可能在新生儿期死亡。

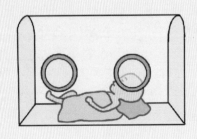

产检与疾病的预防

1 孕期定期做产检，如有泌尿生殖道感染应积极治疗。

2. 积极治疗心脏病、肾病、糖尿病、高血压等妊娠合并症、并发症，预防胎膜早破和感染。

3. 孕检时若羊水过多，积极治疗原发病，必要时妊娠中晚期穿刺放羊水，以减少羊水过多引发的并发症。

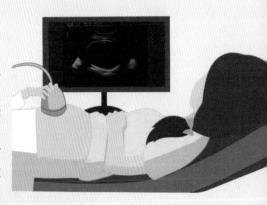

日常生活护理

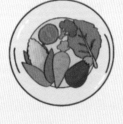

1. 孕期应避免劳累过度和外来刺激，孕晚期不宜长途旅行，也不宜到人多拥挤的地方。走路、上下楼梯要注意，不要跌倒，不要长时间站立、下蹲。

2. 保持健康的生活状态，提高生活质量，减轻工作和劳动强度，增加休息时间。

3. 保持心境平和，消除紧张、激动情绪，避免不良的精神刺激。

4. 保持健康饮食，营养摄入要充足且均衡。

5. 尽量穿棉质、宽松内衣裤，一天一换，每天用温水清洗外阴。

6. 积极预防便秘，适量喝一些蜂蜜水，多吃膳食纤维丰富的新鲜蔬果，忌吃茴香、花椒、胡椒、桂皮、辣椒、大蒜等辛热性调味料。

预防意外

1. 注意交通安全，减少碰撞、外伤，避免胎盘早剥的发生。

2. 妊娠 28 周后禁止性生活，避免腹压过大或刺激太强引起宫缩导致早产。

3. 孕期避免剧烈活动，少做弯腰等增加腹部压力的动作。

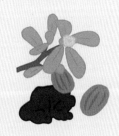

第二节　剖宫产和分娩镇痛

分娩四要素

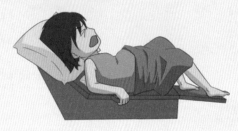

1. 产力

是把胎儿和胎盘逼出子宫的力量，主要来源于子宫收缩力、腹肌和盆底肌的收缩力。子宫收缩是孕妇疼痛的主要原因。

2. 产道

是胎儿娩出的通道，孕妇分娩前产科医生会评估骨盆情况，大多数孕妇的骨盆是适合胎儿经阴道分娩的。

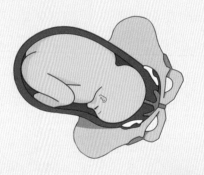

3. 胎位

相关医学数据表明，90% 的胎位都是正常的。分娩过程中遇到具体问题还需综合判断。

4. 精神状态

产前各项评估都正常的孕妇，因个人原因，最终选择剖宫产时，要做好产前的健康宣传教育。

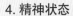

评估报告

剖宫产的适应证

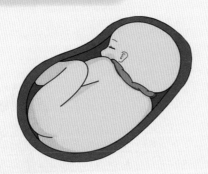

1. 胎儿窘迫

胎儿窘迫可发生在妊娠的各个时期，特别是妊娠晚期及开始规律宫缩之后。

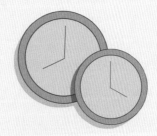

2. 产程迟滞

产程迟滞即产程延长，需产科医生评估是否需要实施剖宫产术。

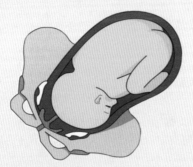

3. 骨盆狭窄或胎头与骨盆腔不对称

产妇若有骨盆结构异常，应采取剖宫产。

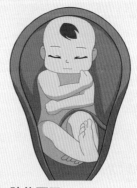

4. 胎位不正

多数以剖宫产为宜，但也有少数在产程过程中是顺产的。

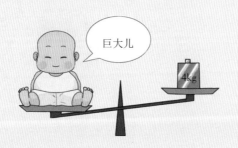

巨大儿

4kg

5. 胎儿过大

胎儿体重≥4000g为巨大儿，可根据产妇综合评估情况决定是否剖宫产，以避免难产。

分娩镇痛

分娩镇痛也称无痛分娩，目的是有效地缓解子宫收缩引起的疼痛和不适，有利于增加子宫血流，减少孕妇因疼痛、过度换气而引起的腹胀、内环境紊乱等。产妇自临产至第二产程均可实施分娩镇痛。

分娩镇痛分为非药物和药物两大类。

1.非药物镇痛

包括调整呼吸、局部按摩、家属陪伴、导乐陪产、音乐疗法等，可单独使用也可联合药物镇痛。

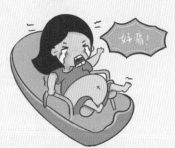

2.药物镇痛

有全身阿片类麻醉和椎管内麻醉镇痛2种方法。椎管内麻醉镇痛技术是迄今为止所有分娩镇痛方法中镇痛效果最确切的方法。

椎管内分娩镇痛技术

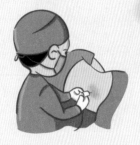

在第一产程开始后，麻醉医生在产妇腰部穿刺，放入一根细长的导管，外接镇痛泵。当产妇感觉疼痛加剧时，可将低浓度小剂量的镇痛药注入产妇椎管，起到镇痛的作用。

实施椎管内麻醉时，第二产程初产妇最长不超过4小时，经产妇不超过3小时。

分娩镇痛的禁忌证

1.产妇不同意，拒绝签署知情同意书。
2.有椎管内麻醉禁忌证，如凝血功能异常、穿刺部位感染或损伤、低血容量或低血压。
3.对局部麻醉药及阿片类药物过敏者。
4.产妇无法配合进行穿刺。

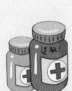

分娩镇痛对胎儿的影响

分娩镇痛和剖宫产时的麻醉方式是一样的，但用的镇痛药浓度远远低于剖宫产麻醉用药，故对胎儿的影响微乎其微。

第三节　阴道助产术和会阴侧切

阴道助产术

阴道助产技术一直是产科临床上必不可少的技术。

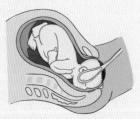

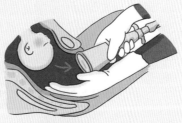

产钳术

胎头吸引术

应用特制的产钳放置于胎头两侧，通过牵引及旋转，协助胎头娩出的一种助产术。

利用负压的原理，把胎头吸引器置于胎头上，形成一定负压后，进行牵引或旋转，协助胎头娩出的阴道助产术。

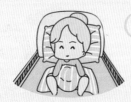

孕妇适应证

1. 第二产程延长、产妇衰竭、软产道阻力导致胎头不下降。
2. 孕妇合并疾病，需要缩短第二产程（心、肺或颅内病变）。
3. 大出血。

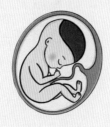

胎儿适应证

1. 相对头盆不称。
2. 胎位异常（如枕后位或枕横位）。
3. 先露异常（如面先露）。
4. 胎儿宫内缺氧需要在第二产程立即分娩。

对产妇的影响

主要为产道损伤（如会阴裂伤、阴道壁裂伤、宫颈裂伤等），阴道壁血肿、感染，远期可出现盆底软组织损伤、直肠膨出或子宫脱垂。

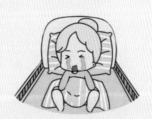

对胎儿的影响

可能会有头皮及面部的损伤、面瘫、颅骨骨折、颅内出血等。

会阴侧切

适应证

1. 初产头位分娩时会阴较紧、会阴体长、组织硬韧或发育不良、炎症，估计胎头娩出时将发生Ⅱ度以上撕裂伤。
2. 各种原因所致头盆不称。
3. 产钳助产、胎头吸引器助产或初产臀位经阴道分娩者。
4. 早产、胎儿发育迟缓或胎儿窘迫需减轻胎头受压并尽早娩出者。
5. 产妇患心脏病或高血压等疾病需缩短第二产程者。

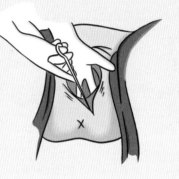

护理

1. 产后适当活动

产后产妇尽早下床活动，预防子宫后倾，利于恶露排出。

2. 保持会阴清洁

产后选择透气性好的棉质内裤，勤换护理垫，每日温水清洗。对于外阴切口有红肿、硬结者，产后第二天可以进行红外线照射，每日2次。分娩后恶露量少时，可用1∶5000的高锰酸钾溶液温水坐浴，促进切口愈合。

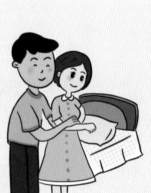

3. 健侧卧位

产后应选择会阴未侧切侧卧位，避免血液聚集在侧切口造成感染，也可以改善侧切口的血液循环，促使伤口愈合。

4. 侧切口疼痛肿胀

产妇产后1～3天侧切口疼痛感会比较明显，3天后会逐渐减轻。分娩时胎头的压迫及侧切后组织的损伤会造成会阴部水肿，如果切口水肿明显可遵医嘱使用50%硫酸镁湿热敷会阴。

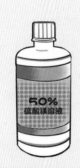

5. 伤口愈合

一般不严重的伤口3～4天疼痛消失，无感染者，1周左右伤口基本愈合。

6. 防便秘

产妇产后第1～2天肠蠕动减慢、活动量减少，应进食清淡易消化的食物，多饮水，保持大便通畅。避免大便时过度用力，引起侧切口疼痛。

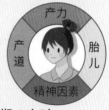

第四节 分娩期基本知识

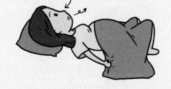

了解影响分娩的因素：产力、产道、胎儿、精神因素。

第一产程：潜伏期 8 小时，活跃期 4 小时

1. 保持精神平静和松弛。

2. 少食多餐，多休息以保存体力。

3. 宫缩间歇时保持活动。

4. 集中精力于自己的呼吸。

第二产程：2 小时

初产妇需 30 分钟到 2 小时的时间。

5. 按时排尿，每 2 ～ 4 小时 1 次，以免胀大的膀胱占据应属于胎儿的空间，影响胎头下降。

产妇出现排便感，在宫缩时配合屏气用力，胎儿会逐渐进入阴道，显露胎头。

6. 唱歌、低声呻吟、喘气。

7. 凝视法分散注意力。

8. 想象、暗示。

9. 多变换体位(上身直立位)达到减轻产痛、加快产程的目的。

当胎头到达阴道口时，会有明显的胀痛感，这是胎头压迫会阴组织造成的。

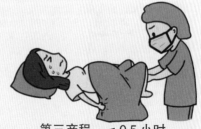

第三产程：＜ 0.5 小时

第三产程指从胎儿出生到胎盘排出阴道这个阶段，为 5 ～ 15 分钟。

胎儿已经娩出，胎盘因子宫收缩会从子宫壁剥离顺利娩出。胎盘娩出后，产妇需配合医生完成会阴部的缝合。

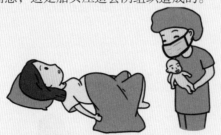

第四产程：产后 2 小时

分娩后在产房观察 2 小时，观察产妇体温、脉搏、呼吸、血压，宫缩及阴道出血情况。

观察新生儿面色、体温，指导母乳喂养。

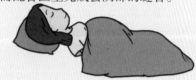

产程中的"呼吸运动"。

拉马泽呼吸法：临产开始后行胸式呼吸，深而慢，每次宫缩的开始至结束时，用鼻腔吸气，从口腔呼出，以此来缓解紧张，宫缩间歇时停止。在第一产程末期、子宫口开全之前，用快而浅的呼吸和喘气，第二产程时向下屏气。

自由体位

自由体位就是产程中采取卧、走、坐、立、跪、趴、蹲等姿势，选择使自己感到舒适并能缓解疼痛的体位，使分娩方式回归最自然的状态。通过姿势的转换，能够影响宫缩、纠正胎位，舒缓产妇疼痛感，使产程进展更为顺利。

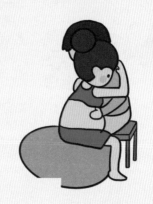

坐位

可坐于椅子上或瑜伽球上，在宫缩时，可在瑜伽球上上下弹动，达到减轻疼痛的作用，同时，可由爱人或助产士给予腰背部的按摩、推拉，有利于分娩。

前倾站位

将双腿打开与肩同宽，身体稍向前倾斜，此体位相对增加骨盆入口径线，有利于胎头下降，或趴于协助者身上或瑜伽球上。

侧俯卧位

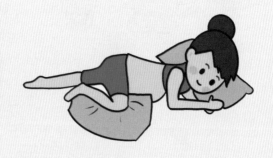

可将双腿弯曲，将枕头夹于双腿之间或膝下。孕晚期孕妇尽量取左侧卧位，减少平卧，如长时间侧卧不适，建议更改为侧俯卧位。

手膝位

四肢俯地，有利于胎头的旋转及下降。

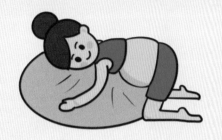

膝胸卧位

当孕 30 周左右臀位时，可用于纠正胎位。

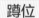

蹲位

有利于增加骨产道径线，利于胎头下降。加大胎儿向下、向外的重力。

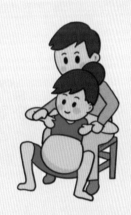

上马位

将一只脚踩在椅子上，以此来增加一侧骨盆的径线，帮助胎头下降。

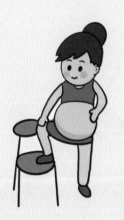

第3章 产后

第一节 产后出血和排气

产后出血

胎儿娩出后24小时阴道出血＞500ml，剖宫产分娩者出血量＞1000ml称为产后出血。包括胎儿娩出后至胎盘娩出前、胎盘娩出后至产后2小时和产后2～24小时3个高危时期。产后出血在我国是产妇首位死亡原因。

由于妊娠期孕妇特有的生理变化，如妊娠足月时与非孕状态相比，子宫体积增加千倍，流经子宫的血流量增加15倍，以及妊娠使血液呈高凝状态、纤维蛋白原增加等特性，因而使产后出血凶猛，如不及时正确处理，可在短时间内发展为休克、凝血功能障碍甚至导致孕产妇死亡等严重后果。

产后出血多由于子宫收缩乏力、胎盘残留、软产道损伤和凝血功能障碍四个方面，其中子宫收缩乏力占80%左右。

产后出血的高危因素

再次剖宫产、高龄、辅助生殖技术后多胎妊娠、精神紧张、慢性全身性疾病、胎盘早剥、植入性胎盘等。

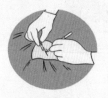 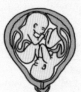 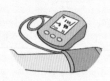

再次剖宫产　　　　　高龄　　　　辅助生殖技术后多胎妊娠　慢性全身性疾病

产后出血的预防

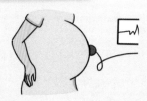 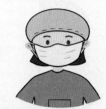

1. 孕前

做好孕前咨询及检查，对发现的可能影响怀孕的因素进行早期干预。

3. 临产时

做好分娩相关知识的健康教育，帮助产妇消除顾虑，选择正确的分娩方式。

2. 妊娠期

定期产检，做好妊娠期管理，出现异常情况及早就医。

4. 产后

在产房内由助产士观察2小时，无异常才能回到母婴室休息。

剖宫产术后排气

剖宫产术后排气的原因

　　腹部手术术中肠管受到激惹、肠蠕动减慢。通常需要经过 24 ～ 48 小时后，肠道功能才会逐渐恢复。肛门排气是肠蠕动的标志，表明肠道功能基本恢复。只有在肠蠕动恢复后才可进食。若剖宫产后 24 ～ 48 小时后还未排气，需要找医生检查处理。

干扰排气的因素

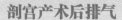

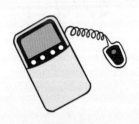

使用硬膜外镇痛泵

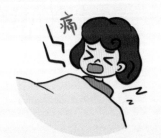

术后因疼痛大喊大叫

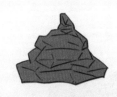

剖宫产术前积食或便秘、肠道食物残渣积聚

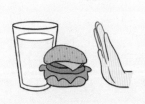

术前、术后禁饮食时间过长

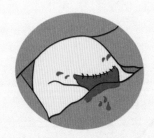

术中失血过多

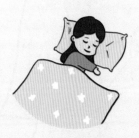

术后活动少

促排气的方法

　　术后勤翻身、早下床、适量进食、穴位按摩、在医生指导下使用促排气药物。

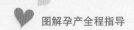

产后出汗

妇女妊娠后为供胎儿之需，不但营养需要增加，血容量也增加，到足月后，母体的组织间液也增加。分娩后，母体的新陈代谢下降，不再需要那么多的水分，于是身体通过自我调节，向体外排出部分水分，这就是褥汗，是正常生理现象，不需要特殊治疗。由于产妇在分娩时体力消耗大，身心疲劳，体质有所下降。出汗时毛孔开放，容易招致风寒侵袭，发生上呼吸道感染等疾病。

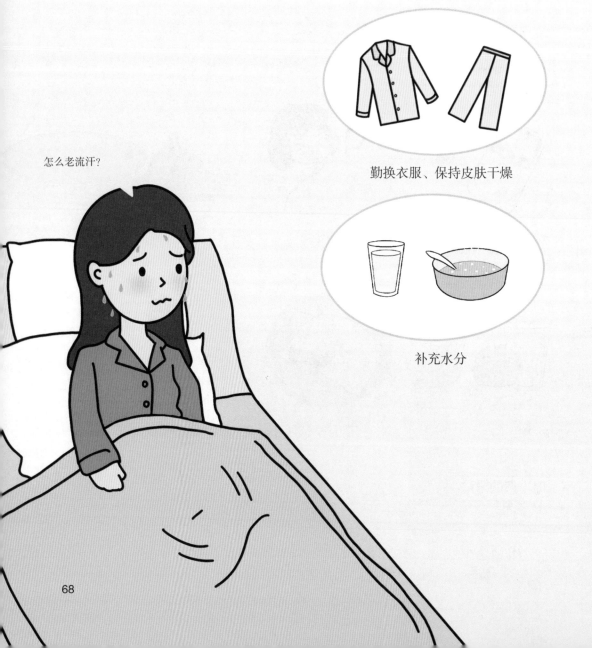

怎么老流汗？

勤换衣服、保持皮肤干燥

补充水分

第二节　疼痛和尿潴留

会阴伤口

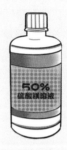

如果分娩时产程较长，会阴受胎头压迫可能会出现水肿。24 小时内可自行消退。如 24 小时后仍水肿，遵医嘱用 50% 的硫酸镁纱布湿热敷。如会阴肿胀越来越明显，表面皮肤紧绷并发红或发绀，伴有肛门坠胀感，要及时告知医护人员，警惕血肿的发生。

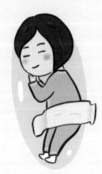

会阴侧切后最初几天，恶露量多时最好卧于无会阴伤口的一侧：比如左侧切伤口，则右侧卧位；中间裂伤的产妇，尽量减少平卧，左、右侧卧位均可。这样恶露流出后不会聚集在伤口处，造成感染。

会阴侧切后如果大便干结，用力时会有疼痛感。建议产后尽量多下床走动，进食蔬菜、水果，多喝水，保持大便通畅。便秘时应遵医嘱使用开塞露促进排便。

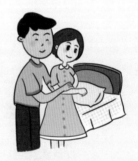

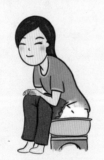

如果恶露还没有干净，应每天用温开水冲洗会阴至少 2 次，大便后也应冲洗。冲洗完擦拭时一定要用干净纸巾，由前向后擦拭，避免感染。勤换卫生巾，勤换内裤。

在家中除了要继续清洗伤口，保持会阴清洁、干燥外，还要经常自检伤口。发现伤口处有线头排出，并有轻微疼痛感，可能是对缝合线排斥，线头排出后不影响伤口愈合。如伤口有红肿、裂开、流血、流脓等，尽早去医院复查。

刀口痛

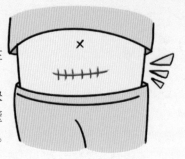

正常情况下，剖宫产腹壁切口的表皮部分在术后 5～7 天就可愈合，完全恢复需要 4～6 周。有些女性在剖宫产后出现腹壁切口疼痛，或感觉缺失的症状，与瘢痕愈合牵拉作用有关，如果腹壁切口没有渗血、渗液，则不必担心，继续密切观察。

手腕痛

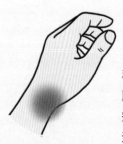

手腕痛是产后常见的一种疼痛，俗称"妈妈腕"，临床又称为"手腕狭窄性肌腱滑囊炎"。疼痛的特定部位是拇指近手腕的地方，可看见在手腕桡骨末端突出的部位有水肿，按压时疼痛。注意休息、保暖；注意饮食；遵医嘱用药；伸屈锻炼；热敷；简单地按摩。

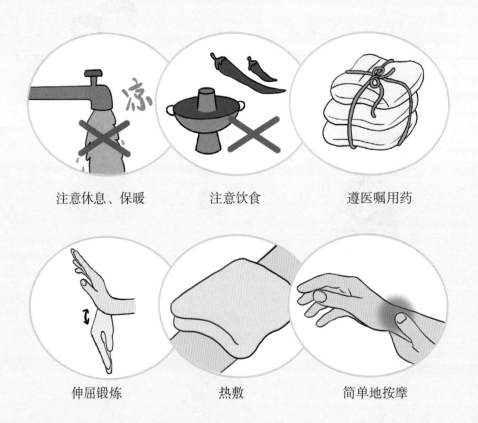

| 注意休息、保暖 | 注意饮食 | 遵医嘱用药 |

| 伸屈锻炼 | 热敷 | 简单地按摩 |

大腿根痛

剖宫产在进行硬膜外麻醉穿刺时神经根损伤，术后出现大腿根疼痛和麻木感；产后若盆腔感染，大腿根部也可能会出现疼痛，但只是在按压时出现，局部并无疼痛感。此外，产后形成下肢静脉血栓也可引起大腿根疼痛。

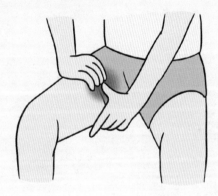

尿痛

产后尿痛是指女性在分娩后产生的排尿疼痛现象。女性尿道短而直，靠近肛门，易被污染，加之分娩后膀胱和输尿管肌肉暂时松弛，易存残尿，以及孕晚期体内潴留水分在分娩后主要从肾脏排出，因此增加了膀胱负担，降低了抵抗力。这些因素都易使细菌侵入膀胱引起炎症，出现尿痛、尿频、尿急等症状。产后要多饮水；保持会阴部清洁；排尽尿液；尽早下床活动。

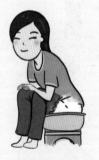 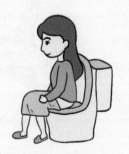 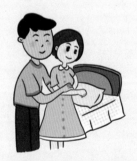

保持会阴部清洁　　　　不要憋尿　　　　尽早下床活动

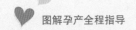

产后宫缩痛

胎盘娩出后,子宫圆而硬,子宫宫底在脐下一指。产后第一天略上升至脐水平,以后每日下降 1 ～ 2cm。至产后 10 日,子宫降至骨盆腔内。

子宫于产后 6 周恢复到妊娠前大小。子宫重量也逐渐减少。分娩结束时约为 1000g。产后 1 周约为 500g。产后 2 周约为 300g。产后 6 周恢复至 50 ～ 70g。

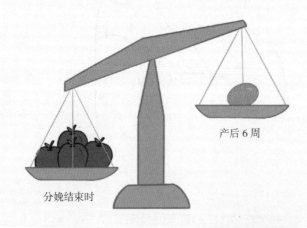

产后 6 周

分娩结束时

在产褥早期因子宫收缩引起下腹部阵发性剧烈疼痛,称为产后宫缩痛。于产后 1 ～ 2 天出现,持续 2 ～ 3 天自然消失,多见于多胎产妇或经产妇。哺乳时,反射性缩宫素分泌增多使疼痛加剧。产后宫缩痛为生理现象,大多不需要干预,若长时间不缓解,根据产妇的疼痛评分可适当给予镇痛药物。

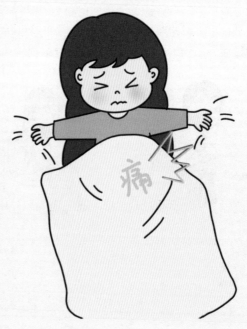

产后尿潴留

产后尿潴留是指分娩过程中子宫压迫膀胱及盆腔神经丛，使膀胱肌麻痹而导致的一种病症。一般来说，顺产后 4 ~ 6 小时就可以自行小便，如果分娩后 6 ~ 8 小时后仍不能正常将尿液排出，且膀胱有胀满感，有尿潴留的可能。

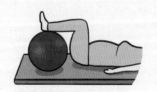

产前加强腹肌锻炼

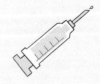

产前或产程中适量用药

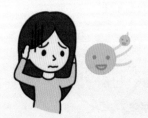

帮助产妇消除顾虑

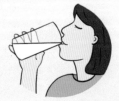

产后多喝水

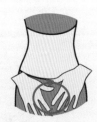

产后膀胱区按摩或热敷

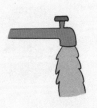

听流水声

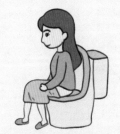

产后在身体情况允许下
尽早下床如厕

经过上述几种方法仍不能及时排出尿液，或仅能排出部分尿液，下腹部膀胱处腹胀难忍，触之有尿意但不能排出，可采用留置导尿管、药物或针灸等方法。

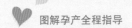

第三节　产后运动

　　运动可以改善血液循环，加速血液流动，预防产后血栓的形成；有助于促进胃肠蠕动和锻炼膀胱功能，有效预防肠梗阻和尿潴留。

盆底肌康复训练

　　盆底肌是指骨盆底部的肌肉群，犹如一张"吊网"，紧紧固定住盆腔内的尿道、膀胱、阴道、子宫、直肠等脏器，使这些组织处于正常位置。盆底肌具有多种生理功能，如控制排泄、维持阴道的紧致、增加性交快感等。在怀孕过程中，需依靠盆底肌来承托日益增大的胎儿。

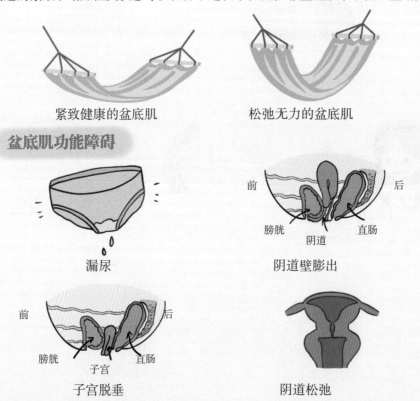

紧致健康的盆底肌　　　　松弛无力的盆底肌

盆底肌功能障碍

漏尿

前　　　后
膀胱　阴道　直肠
阴道壁膨出

前　　　后
膀胱　子宫　直肠
子宫脱垂

阴道松弛

康复训练的最佳时间

　　产后 42 天到产后 6 个月是恢复的黄金时期。

　　进入孕晚期，为分娩做准备，胎儿会降至盆腔底部，此时骨盆打开，子宫也在不断增大，对孕妇体内的组织和器官有一定的压迫，盆底肌很容易出现损伤，同时阴道壁松弛。因此在生产结束后，不论是顺产还是剖宫产，盆底肌修复必不可少。

盆底肌功能锻炼方法

1. 凯格尔运动

动作要领：排空膀胱后选择站着、坐着、躺着或任何一个感觉舒适的体位，放松辅助肌肉（腹部、臀部、大腿的肌肉）。

保持正常呼吸，收缩肛门并保持 5 秒，然后放松 5 秒。可先收缩 2 ～ 3 秒，避免肌肉的疲劳和损伤，之后逐渐过渡到 5 秒。如 5 秒收缩完成得很好，可以将保持时间延长到 10 秒，放松 10 秒。凯格尔运动每天可进行 2 ～ 3 次，每次 15 ～ 30 分钟。

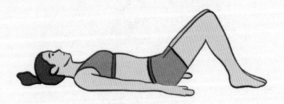

2. 骨盆卷动

动作要领：平躺屈膝，两腿分开与髋关节同宽，抬起足尖，身体摆正，双手平放在腹部上，双肩放松，面部朝上。

深吸一口气，让腹部充满气体鼓起，同时放松盆底肌，呼气轻轻发出"呵"，收紧腹部压出气体，同时收缩盆底肌。这时骨盆会在腹部肌肉的牵拉下做卷动。

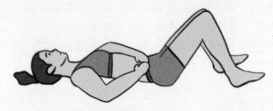

3. 臀桥

动作要领：身体平躺于稳定的平面上，双腿屈膝，双足与髋关节同宽，足尖抬起，两手平放在身体两侧，眼睛看向正上方。

吸气时，肚子鼓起，放松盆底肌，呼气时收缩盆底肌，腹部肌群收缩压紧腹部，骨盆向后卷动，臀部发力让臀部先离开平面，脊柱像珍珠一样在臀部和腹部的合力下，由臀部开始抬起最后至胸椎离开。

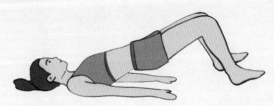

4.深蹲

动作要领：身体站立，双足分开与肩同宽，双手掐腰或自然下垂，肩膀放松，目视前方。

吸气，屈髋屈膝下蹲，双手向前平举，膝盖尽量不要超过足尖，上半身的倾斜尽量与小腿平行，下蹲时要放松盆底肌；呼气，身体起立回到预备姿势，当完全站立后收缩盆底肌，同时收腹收臀。

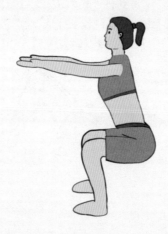

5.侧向深蹲

动作要领：身体站立，双手自然下垂，肩膀放松，眼睛目视前方。

左腿先开始动作，左腿向身体左侧滑一步，右腿处于伸直状态，身体重心移到左腿，同时左腿屈膝屈髋下蹲，下蹲时膝盖不超过足尖，身体不要过分前倾，尽量保持与小腿平行，同时双手向前伸展，下蹲时吸气，放松盆底肌。

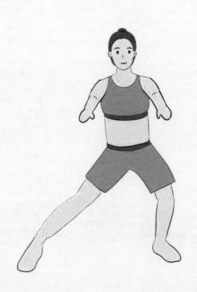

第四节 产后血栓

由于多种原因导致血液在下肢静脉系统中凝固形成血栓，一般是指血液由液态转化为固态，阻塞血液回流并逐渐引起静脉壁炎症改变，以下肢静脉血栓最为常见。

患病原因

 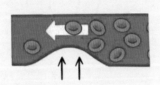 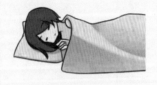

孕妈妈从怀孕后，血液就处于高凝状态，产后仍会持续一段时间。

怀孕后期，增大的子宫压迫深部静脉，使血液回流受阻。

较长时间卧床休息，导致血液循环变缓慢。

临床表现

最常见的表现是有栓塞的一侧下肢肿胀，局部感到疼痛，行走后加重，也有的局部只是感到沉重，站立时感到疼痛不适。有些孕妇有较明显的表现，双下肢粗细不等，患侧下肢皮肤变红，皮肤温度升高。

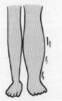 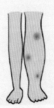 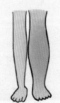

患肢肿胀　　　　　患肢疼痛　　　　患肢皮肤变红、皮温升高

不良后果

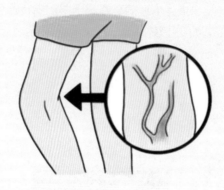

血栓性静脉炎

血栓性静脉炎的表现：主要临床表现为沿静脉走行的红、肿、痛和明显的压痛，并可触及索状静脉；全身反应少见。下肢静脉的压力升高。静脉造影可显示阻塞的部位和程度。

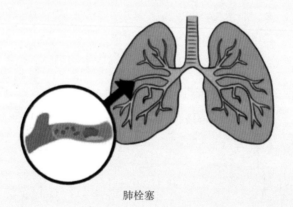

肺栓塞

栓塞根据其发生的部位表现不一，可表现为下肢疼痛无力、肿胀，甚至出现发热、咳嗽、胸部压痛、血痰等各种表现，其中最严重且致命的就是肺栓塞，发生肺栓塞时产妇可有大汗淋漓、胸闷憋气、后背或心前区剧痛或直接意识丧失。一旦发生，死亡率极高。应该引起注意，及时就医！

预防

孕妇应该从怀孕中后期开始，经常活动下肢，做下肢的屈伸动作。

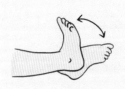 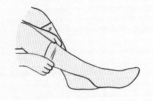 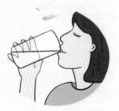

踝泵运动　　　　　　　穿抗血栓弹力袜　　　　　　　多饮水

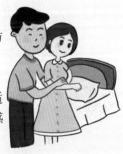

产后尽早下床活动可改善血液循环、加速血液流动，预防产后血栓的形成；同时有助于促进胃肠蠕动和锻炼膀胱功能，有效预防肠梗阻和尿潴留。

产后第 1 周是下肢静脉血栓多发期，应及早下床，并做适量运动。运动时应当遵守循序渐进、量力而行的原则，以不感到疲劳为度。

治疗

怀疑下肢静脉血栓形成的产妇首先要做 B 超检查进行确诊，急性期下肢静脉血栓，孕妇需遵从医生的指导，卧床休息 1 ～ 2 周，减轻局部疼痛，促使炎症反应消退。避免用力排便以防血栓脱落导致肺栓塞。患肢需适当抬高 20 ～ 30cm，膝关节置于屈曲位。遵医嘱应用药物抗凝治疗。若病情较重，产科医生需联合血管外科医生根据实际情况进行专业治疗。

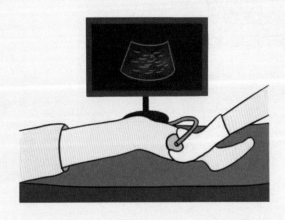

第五节　便秘与产后减肥

便秘

1. 孕期便秘

据统计，孕期便秘概率占 11% ～ 38%，尤其是妊娠晚期。孕妇可表现为排便次数减少（每周＜ 3 次），粪便干硬难下，排便困难。

2. 产后便秘

产后 2 ～ 5 天为便秘高发期，约 40% 的产妇在产后 1 个月会便秘。

排便次数减少（每周＜ 3 次）　　　粪便干硬难下　　　排便困难

孕期便秘的原因

1. 生理因素

怀孕时体内孕激素、生长抑素等分泌增多导致肠蠕动减慢。

子宫增大导致肠道运动障碍，使排便缺乏动力。

孕激素

生长抑素

2. 饮食结构变化

怀孕期间，大量摄入高蛋白质、高脂肪食物，蔬菜与水果摄入较少。

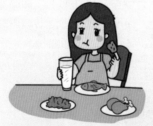

3. 缺乏运动

怀孕后孕妇活动量减少，长期卧床者，均可造成肠蠕动减慢。

产后便秘的原因

产后活动量减少，肠蠕动减慢；分娩时体力消耗过大，产后体质虚弱，腹肌和盆底肌松弛，腹压减弱，不能依靠腹压来协助排便；分娩后阴道壁的膨出也会造成便秘。

缓解孕期及产后便秘

1. 合理饮食

调节饮食结构，便秘时注意清淡饮食，多吃粗纤维蔬果，以增加肠胃蠕动，促进排便。

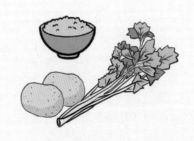

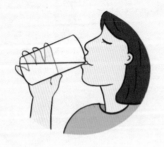

2. 多喝水

平时要多喝水，建议每天早起空腹喝一杯温白开水，以帮助排便。

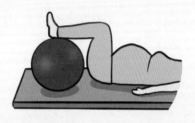

3. 合理运动

孕妇可适当做孕妇操，不仅可以缓解便秘，而且有助于生产。产后应及早下床活动，增加肠蠕动。

调整生活方式无效时，建议去医院就诊，遵医嘱服药。

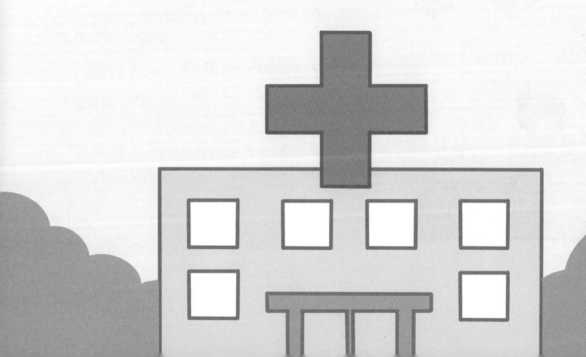

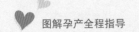
产后减肥

产后6周，产后减肥第一阶段

产后约6周可根据自身情况酌情减肥。

在身体完全恢复且不需要进行母乳喂养的前提下，此阶段开始可通过适当运动和控制食量的方式减轻体重。产后减肥的最好方式是母乳喂养，母乳喂养会消耗一定热量，是最健康且有利于母子的减肥方式。

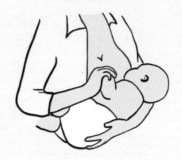

产后2个月，产后减肥第二阶段

分娩后2个月且身体得到恢复后，即使母乳喂养也可开始循序渐进减重，可以适当加大运动量，并减少一定食量，改善饮食结构，注意营养均衡，保证母乳的质量。

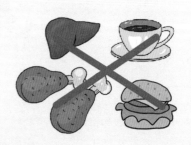

产后4个月，产后减肥第三阶段

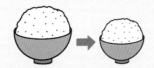

无须母乳喂养的女性在产后满4个月后即可像产前一样减肥，对于仍然进行母乳喂养的女性来说，在母乳喂养期间仍然只适合产后2个月以后的控制方式：适量减少食量和适度增加运动。

产后6个月，产后减肥第四阶段

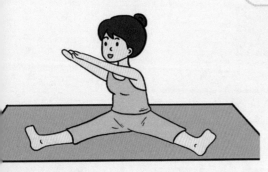

产后满6个月后都应进行减肥，即使仍然是母乳喂养，也可适当减少食量，但是要注意营养均衡，多吃高营养低热量食物，液体的摄入不能减少。采取有效的运动减肥方式，比如游泳、瑜伽等。

第六节　产后避孕和复查

产后避孕的重要性

由于产后女性的生殖器官还未恢复，再次怀孕有可能引起很多并发症，对身体的损害很大，如胚胎停育、自然流产、胎盘粘连、前置胎盘等。

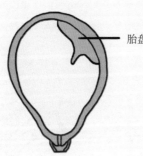 胎盘粘连

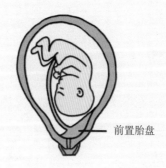 前置胎盘

产后避孕方式

1. 避孕套：产后使用避孕套较其他避孕方法的不良反应相对较小，且使用方便、避孕效果好。

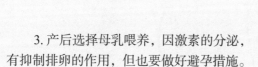

2. 宫内节育器：子宫内放置节育器的避孕成功率很高，自然分娩一般在产后 3 个月、剖宫产在产后 6 个月以后放置。

3. 产后选择母乳喂养，因激素的分泌，有抑制排卵的作用，但也要做好避孕措施。

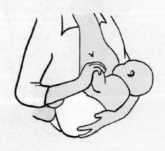

产后复查

产后 42 天检查

分娩后，需要大概 42 天的时间，才能使生殖器官及全身（除乳房）恢复到孕前状态，这段时间称为产褥期。一般建议在产后的 42～56 天检查，评估产后母、儿的情况，及时发现异常，以免延误治疗。

1. 全身检查

如体重、血压、血糖、血尿常规等，如出现体重过重、贫血、感染等，应及时就诊。

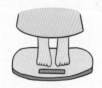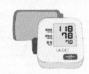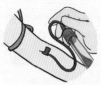

2. 妇科检查

主要通过妇科内诊、检查等评估会阴、阴道伤口、剖宫产伤口、子宫颈及子宫的恢复情况。如果恶露不净，可通过超声检查子宫内膜，判断出血原因。

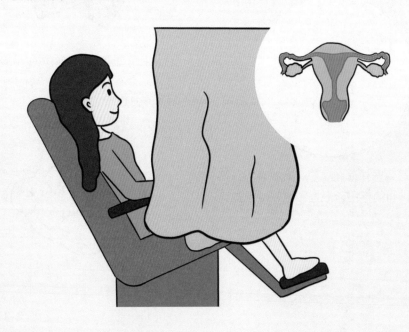

新生儿检查

1. 问诊

包括新生儿的状态、哭声、大小便、吃奶的情况，有无患病和就医、疫苗接种等。

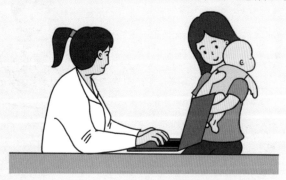

2. 常规检查

一般状态、皮肤、四肢活动、心肺听诊、腹部触诊、外阴的观察，根据家长的提问进行有针对性的检查，排查严重的脏器疾病。测量体重、身长和头围，评估体格生长状况，判断是否存在营养问题、喂养问题或隐匿的疾病。

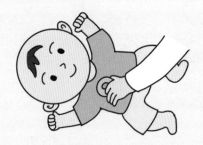

3. 神经系统检查

检查听力的发育、神经反射等，对于早产儿、窒息儿及出生前后脑损伤的新生儿神经系统检查尤为重要。

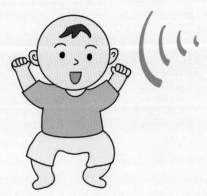

第4章 新生儿护理

护理常识

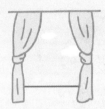

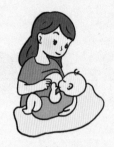

新生儿适宜的室内温度应保持在22～24℃,盛夏要适当降温,冬天要保暖。室内的光线不能太暗或太亮。

新生儿通常每天要睡18～20小时,家长应按需哺乳,以免发生低血糖。

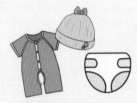

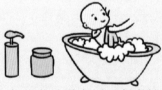

新生儿的衣物应以柔软且易于吸水的棉织品为主,不要用化纤或印染织品;衣服尽量宽松,不妨碍肢体活动且易穿脱;气候寒冷或室温较低时,应戴柔软舒适的帽子,尿布宜选用透气好、吸水功能强的,做到勤换。

新生儿洗澡宜用无刺激性的婴儿沐浴露,浴后用干软毛巾将身上的水吸干,皮肤褶皱处清洁干净。每次换尿布后一定要用温热毛巾将臀部擦拭干净,尿液刺激会使臀部皮肤发红,可在每次大小便后用温水清洗干净、晾干,如皮肤发红可涂抹适量护臀霜。

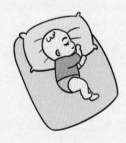

最好的睡姿是仰卧或侧卧,以避免压迫胸肺部,建议在喂奶后多采取侧卧,以免溢奶或呛咳造成窒息;新生儿通常每天要睡18～20小时,但未满月的新生儿若一次性睡眠时间超过3小时,建议叫醒喂奶,保证乳汁的摄入量。

新生儿护理禁忌

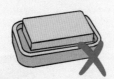

忌洗澡过多

新生儿出生后不主张马上处理胎脂、在 24 小时内洗澡，婴儿的皮肤角质层软而薄，血管丰富，吸收能力非常强，如果洗澡次数过频，或洗澡时使用沐浴露及碱性强的肥皂，会因皮肤表面油脂减少而降低皮肤防御功能。

忌拍打后脑

在后脑和脊椎骨的椎管内有中枢神经和脊髓神经，用力拍打后脑，会产生压强和震动，损害中枢神经。

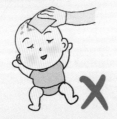

忌久留头垢

头垢由头皮上的分泌物、皮脂及灰尘堆积而成，影响头皮的生长和生理功能，每次沐浴时要予以清洗。

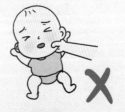

忌拧捏脸蛋

经常拧捏婴儿的脸蛋，使婴儿的腮腺和腮腺管受到挤伤，造成流口水、口腔黏膜炎等疾病。

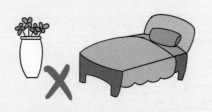

忌放花卉

花粉可能会使婴儿过敏，有些花卉还含有毒素。因此婴儿卧室忌放置花卉。

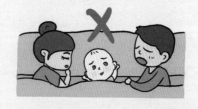

忌让婴儿睡在大人中间

每次喂奶后应将婴儿放于婴儿床上，忌睡在大人中间，避免大人翻身时压到婴儿，或被子遮挡婴儿口鼻引起窒息。

新生儿异常有哪些

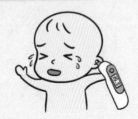 

在早期接触时应观察新生儿呼吸，缓慢/急促都是不正常反应，面色有无口周青紫，体温是否正常。

出生后 24 小时有无大小便（异味、血性）。

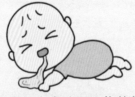 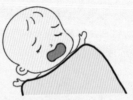

溢奶后有无窒息（呕吐物的颜色、性状）。

张口呼吸、呻吟。

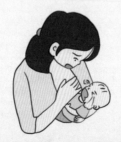

新生儿低血糖症状：精神萎靡、嗜睡、喂养困难、肌张力低下、呼吸暂停、大汗淋漓，也可表现烦躁、震颤、惊厥。

皮肤颜色：全身有无出血点、苍白。

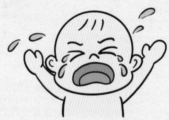

哭闹不止：是否喂养过多导致婴儿胃肠痉挛，表现出摇头、哭闹不止、吐奶。

新生儿吐奶

新生儿吐奶现象较为常见，因新生儿的胃呈水平位，容量小，连接食管处的贲门较宽，关闭作用差，连接小肠处的幽门较紧，而吃奶时又常吸入空气，奶液容易倒流入口腔，引起吐奶。

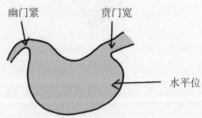

吐奶后如果没有异常，一般不必在意，不会影响生长发育。如吐出的奶呈豆腐渣状，那是奶与胃酸结合的结果，是正常的，不必担心。

如呕吐频繁，吐出的奶呈黄绿色、咖啡色的液体，伴有发热、腹泻等症状，就应及时去医院检查。

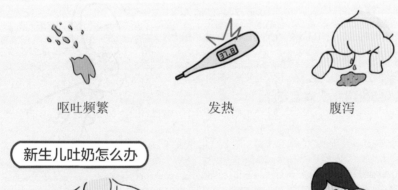

呕吐频繁　　　　　　　　发热　　　　　　　　腹泻

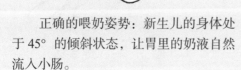

新生儿吐奶怎么办

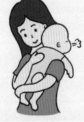

正确的喂奶姿势：新生儿的身体处于 45° 的倾斜状态，让胃里的奶液自然流入小肠。

喂奶后，把新生儿竖直抱起，头靠在大人肩上，轻拍后背，通过打嗝排出吸入胃里的空气。

眼部护理

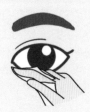 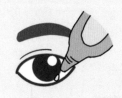 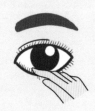

　　新生儿的眼部一定要保持清洁，每次洗澡、洗脸时要先将眼部擦洗干净，平时也应注意及时将眼部分泌物擦去。

　　如果眼部分泌物较多，可滴妥布霉素眼药水，每眼每次滴1滴，每日3次，如滴药2～3天后仍有分泌物，应及时就医。

　　如果发现有睫毛倒向眼内，可用消过毒的手将眼皮轻轻拨开，使睫毛离开眼球即可。

耳部护理

　　新生儿耳道内会有污垢，主要是乳汁或眼泪流入耳内所致，用卫生棉签轻轻探入耳内，慢慢旋转，将污垢粘出来。

　　特别注意：不能将卫生棉签探入耳朵深部，操作时要将新生儿的头固定好。

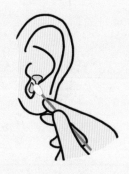

鼻部护理

　　用卫生棉签在婴儿鼻内轻轻转动，以清除污垢，不可过深，要固定住婴儿的头，以防乱动。

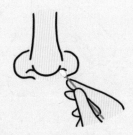

皮肤护理

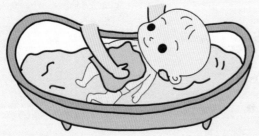

洗澡

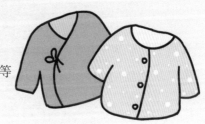

用细软的棉布制作毛巾、衣物、尿布、盖被等

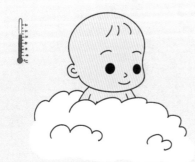

洗澡时注意保暖，注意室温、水温合适

大便后用温水洗净屁股后，可涂适量护肤油

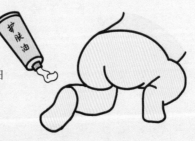

新生儿生理变化

1. 生理性体重下降

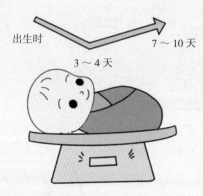

出生 1 ～ 2 天，由于摄入不足，胎粪排出和水分的蒸发，体重可暂时性下降。3 ～ 4 天后体重开始增加，产后第 7 ～ 10 天达原水平，生理性体重下降应不超过 10%。如果母乳喂养正常，新生儿每日体重约增加 50g，满月时可增长 1 ～ 1.5kg。

2. 黄疸

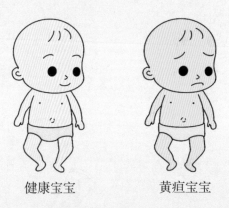

健康宝宝　　　　　　黄疸宝宝

生理性黄疸：出生后 2 ～ 3 天出现，4 ～ 6 天达高峰，足月儿 10 ～ 14 天消退，早产儿 3 ～ 4 周消退。黄疸期间一般情况好，不伴有感染、肝炎、败血症、新生儿溶血、胆道闭锁、母乳性黄疸等症状。

病理性黄疸：出现早，于出生后 24 小时内出现；程度重、进展快，每天胆红素上升＞85μmol/L；持续时间长，足月儿在第 2 周末或早产儿在第 3 ～ 4 周末仍有黄疸或黄疸退而复现，并呈进行性加重。

3. 马牙

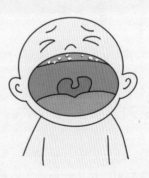

新生儿或出生后 1～2 个月，有的口内牙床上长出像小米或大米样大小的白色球状颗粒，数目不一，俗称"马牙"。

4. 粟粒疹

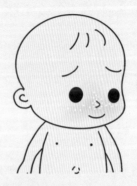

由新生儿皮脂腺潴留引起，一般在出生后 1～2 周消退，不需做任何处理。

5. 假月经和乳腺肿大

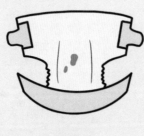

假月经

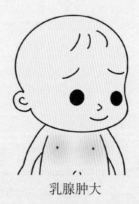

乳腺肿大

女婴由于受妈妈体内激素的影响出生后 5～7 天可能会有阴道血性分泌物，称为假月经。新生儿出生后 3～5 天男女都会出现乳腺肿大，之后自然消退，无须特殊处理，切忌挤压，以免继发感染。

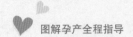

第二节　新生儿常规护理

新生儿出生后 24 小时要至少有 1 次大小便，出生后 2 ~ 3 天排出墨绿色大便为胎便，喂养过少可导致小便每日次数少，甚至出现尿比重大，淡粉色或红色结晶现象（男婴较为多）。

新生儿出生后应侧卧位，尤其是哺乳后，可防止溢奶导致呛奶发生；喂奶后要拍嗝，采用正确的更换尿不湿方法及观察大小便的性状。

新生儿会有打嗝现象，这是因为新生儿神经发育不完善，控制膈肌运动的自主神经活动功能受影响导致的现象，随着成长会逐渐消失。

因新生儿胃容量小，胃处于水平位置，喂养过多或者哭闹过后，会导致溢奶，属于正常现象。

新生儿正常体温 36 ~ 37.2℃，体温调节中枢不稳定，随着外界环境而改变，应保持皮肤清洁、干燥。

因新生儿末梢循环稍差，手足微凉是正常现象。

新生儿洗澡

洗澡前的准备

1. 环境准备

室温一般维持在 26 ~ 28℃，水温则以 36 ~ 42℃为宜。

2. 用物准备

衣服、小毛巾、大浴巾、尿片、浴盆、沐浴露。

洗澡步骤

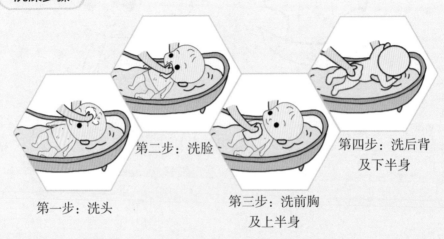

第一步：洗头

第二步：洗脸

第三步：洗前胸及上半身

第四步：洗后背及下半身

洗澡时的注意事项

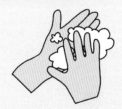

1.爸爸妈妈首先要洗干净自己的双手。

2.洗头时不宜用指甲抓洗头皮，以免抓破新生儿的皮肤。

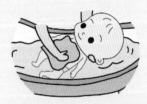

3.身体的皱褶及弯曲的部位，应注意清洗干净，且动作要轻柔。

4.洗澡时间不宜过长，满月后洗澡时间可逐渐增加，如夏季可增加到 15 分钟左右。

浴后护理

1.洗完后把新生儿放在床上，用浴巾裹住全身并擦干净，可留出脐部，用棉棒蘸取 75% 酒精从脐根部向外顺时针消毒。

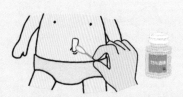

2.如婴儿鼻腔内有鼻痂，不要随意擦拭，可适当用棉签蘸点清水湿润，5 分钟后轻压鼻根部，鼻痂滑入鼻孔附近，再用棉签擦掉。

3.如婴儿皮肤干燥，可适量用护肤品按摩，注意时间不宜过长。

4.尿布不用包太紧，应保留约可容纳大人一根手指的空间，穿上已备好的衣服，用包被包裹好。

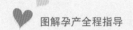
新生儿脐带护理

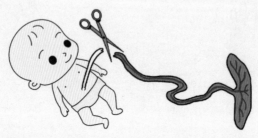

胎儿在子宫里通过胎盘吸收营养，胎盘连接在母体的子宫内壁上，胎儿和胎盘之间通过胎儿腹部的脐带连接。

当新生儿出生后，医生用钳子将脐带夹住，在靠近新生儿的一端剪断，留下一段脐带残端。新生儿脐带的直径约1cm，脐带残端要认真护理，避免感染，引起新生儿破伤风、新生儿败血症等。

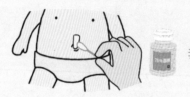

脐带残端脱落前每天用75%酒精进行脐部消毒，消毒时棉签一定要擦到脐带根部。

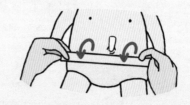

不要让纸尿裤或衣服摩擦脐带残端。

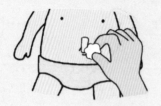

洗澡后要用干棉签将脐带内的水分擦干再进行消毒，要保持脐部干燥。

脐带护理常见问题

1. 脐带发红、发炎

新生儿脐带发红可能是发炎的先兆，也可能是脐带脱落时的自然现象。如果发红状况并不严重，不用太担心，等脐带脱落后这种状况会慢慢变好。

若脐部有大量出血、红肿流脓、发臭等症状，有可能发生了脐部感染，要及时就医。

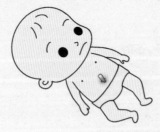

2. 脐疝

新生儿脐疝是由于婴儿的肚脐没有闭合好，腹腔压力变高在肚脐形成的向外突出的圆形隆起。新生儿脐疝并不少见，尤其是早产儿，脐疝的概率可能会更高。

避免长时间哭闹，可减少发生脐疝的概率。

大部分的脐疝可在 2 周岁内自愈。若 2 周岁后还未自愈，应及时就医。

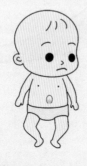 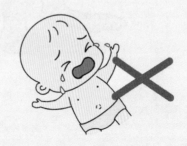

3. 脐带不脱落

新生儿脐带一般在 1～2 周脱落，这段时间内的脐带发黑、发硬，有少量出血。如 2 周后脐带还没有脱落，只要脐部没有出现红肿、发炎、化脓等异常，则不必担心。

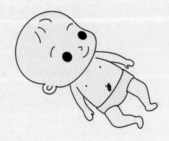

袋鼠式护理

　　袋鼠式护理，是将新生儿赤裸，像袋鼠一样拥抱或俯卧在父母的胸前，以棉被或大毛巾覆盖，每次维持1小时以上，其间妈妈可以哺乳，这种持续的皮肤与皮肤之间的接触，让新生儿感受到妈妈（或者爸爸）的心跳和呼吸，从而使新生儿更有安全感。因此，它又称为皮肤接触护理。

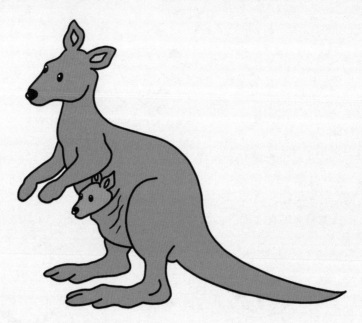

袋鼠式护理的好处

　　1. 稳定新生儿的体温。
　　2. 延长睡眠时间并促进体重的增长，有助于神经系统的发育。
　　3. 通过与父母的皮肤接触，使新生儿有安全感，减少哭闹。
　　4. 能够有利于妈妈泌乳素的产生，能够更好地分泌乳汁。
　　5. 利于母（父）子间建立亲密关系，使妈妈心情愉悦，减少产后抑郁。

袋鼠式护理的实施流程

环境要求

1. 室温 24 ~ 26℃，避开有通风口的地方和太阳直射处，避免新生儿体温散失过快。
2. 准备一张舒适有靠背及扶手的躺椅和脚凳，让父母在进行袋鼠式护理时肢体能有支托。
3. 隐秘且独立的空间。可以放一些轻柔的音乐，帮助父母和新生儿更放松。

父母准备

1. 保持轻松愉快的心情。
2. 穿着宽松：穿前开式、宽松、透气、吸汗的衣物。
3. 保持最佳的状态：进行前需洗净身体，上厕所、喝水，以免打断新生儿的睡眠时间。
4. 父母身体健康、精神良好、无感冒或腹泻、身体（前胸）无疹子或破皮，有相关感染症状则需暂停，以免传染给新生儿。

新生儿准备

1. 实行袋鼠式护理在两餐中间，观察新生儿 2 ~ 5 分钟，生命征象稳定，方可实行，如有肤色改变、气促、呼吸暂停等，不可实行。
2. 更换尿布，尽量露出更多的皮肤与父母接触。
3. 做好新生儿的保温工作：穿上小袜子、戴上小帽子，减少体温的散失。

操作过程

1. 妈妈斜靠于躺椅上。
2. 解开妈妈衣服的前襟，露出胸口皮肤，母乳喂养的妈妈使用护垫或毛巾，以防止乳汁大量流出弄湿新生儿。
3. 脱去新生儿的衣服，呈 60° 直立式趴在妈妈的胸口（也可采取倾斜的姿势，弯曲身体，头枕在妈妈胸口的一侧）。
4. 以毛毯或衣服环抱新生儿的背部，若新生儿出现不舒服，马上终止；若新生儿入睡，头部下滑，需要重新调整姿势；父母可与新生儿说话，给予轻柔的抚触，增加彼此的互动。
5. 初次可从 10 ~ 15 分钟开始，之后再逐渐增加时间。

袋鼠式护理的优势

袋鼠式护理能提高母乳喂养率，稳定早产儿的生理状况，减少哭泣，延长睡眠时间。妈妈和新生儿间皮肤的接触能减轻妈妈的焦虑情绪，增强母婴情感互动。袋鼠式护理不仅可以让早产儿更加健康活泼，降低感染的概率，还能带给新生儿安全感和亲密感，对将来新生儿的性格塑造也大有帮助。袋鼠式护理也同样适用于足月新生儿，是建立早期亲密亲子关系的一大法宝。

第三节　母乳喂养

正确的抱姿

1. 新生儿头部占身长的 1/4，颈椎发育不完善。

2. 长期不良抱姿有可能导致脊柱损伤。

3. 不良抱姿可能导致宝宝呼吸困难、吐奶等不适。

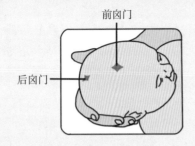

前囟门

后囟门

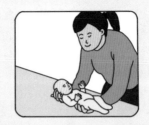

要点

保护好头颈。

囟门：新生儿颅骨尚未发育完全，骨与骨之间的相互衔接处的缝隙，称为囟门。后囟门一般在出生后 2～3 个月时闭合，前囟门通常要到 12～18 个月闭合，所以一定要保护好新生儿的头。

颈部：满 3 个月之前，新生儿颈部力量很弱，还无法支撑自己的头，所以在抱起和放下的过程中，应始终注意支撑头和颈。

怀抱的姿势

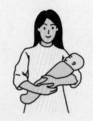

摇篮抱

1. 调整新生儿的头颈部，躺在母亲的臂弯处。

2. 手腕和手护好背和腰。

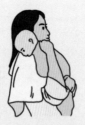

竖抱

新生儿的头、颈椎和脊柱保持在同一直线上，一只手稳稳扶住头颈部，另一只手托住臀部。

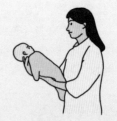

面对面抱：适合亲子互动

1. 一只手放在新生儿的头部和颈部下方。

2. 另一只手托住臀部。

3. 在母亲面前到胸部下方的位置。

正确喂奶的姿势

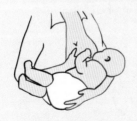

1. 摇篮式

妈妈用手臂的肘关节内侧支撑住婴儿的头，使其腹部紧贴住自己的身体，用另一只手支撑乳房。垫高双足有助于身体放松，例如把脚放在脚凳上。

优点：摇篮式也叫麦当娜式，这种姿势无论在家里或者公共场合都比较方便。

2. 交叉式

椅子高度要合适，不宜太软。椅背不宜后倾，否则婴儿含吮不易定位。喂奶时母亲应紧靠椅背促使背部和双肩处于放松姿势，用枕支托婴儿，还可在脚下添加脚凳以帮助身体舒适、松弛，有益于排乳反射。

这种方式喂奶很适合喂养双胞胎婴儿，可以同时喂奶。新手妈妈可以躺着、坐着、半躺着，但总的原则是婴儿与妈妈要胸贴胸、腹贴腹，下颌贴近妈妈的乳房。

优点：这种姿势与摇篮式有点相似，能够清楚地看到新生儿吃奶的情况，特别适用于早产或者吃奶有困难的新生儿。

步骤：用右侧乳房喂养，用右手支撑着乳房，然后用左手手掌支撑新生儿的颈部，避免用手掌托着后脑。将枕头垫在新生儿下面减轻妈妈的负担。

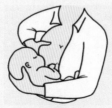

3. 橄榄球式

新生儿在妈妈身体一侧，用前臂支撑新生儿的背，让颈和头枕在妈妈的手上，适用于剖宫产手术刚恢复，对伤口的压力很小。

这种方式对于接受剖宫产的母亲而言会比较舒适。当乳房胀满时，这种姿势有利于调整乳房的形状。

优点：适用于吃奶困难的新生儿，有利于观察和调整新生儿的位置。

4. 侧卧式

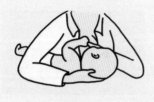

妈妈在床上侧卧，朝向新生儿，将新生儿的头枕在臂弯上，嘴和乳头保持水平。妈妈可以用枕头支撑住后背。这是剖宫产后母乳哺乳的姿势。会阴切开、撕裂疼痛或痔疮疼痛的妈妈可采用此姿势。

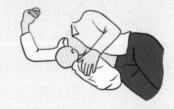

母乳喂养的准备

孕期＞37周的准妈妈可以自行检查或请医护人员帮助，判断乳头是否适于母乳喂养，用温水或油脂擦拭乳头上的乳痂，如乳头短平可以通过提拉使之成为便于吸吮的长乳头。

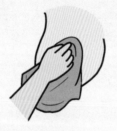 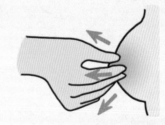

纯母乳喂养

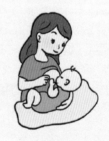

是指除母乳外不给婴儿吃任何液体或固体食物。婴儿在6个月内宜纯母乳喂养。世界卫生组织推荐，在添加辅食后应继续母乳喂养到2岁或以上。

母乳营养丰富且易吸收，维护肠道健康，提高抵抗力，促进口腔发育，预防成年代谢性疾病；母乳喂养有利于产后康复，减少产后出血，减少乳腺癌、卵巢癌的发生，增进母子感情。

母婴同室

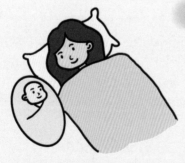

是指母亲与婴儿一天中有24小时在一起，医疗及其他操作母婴分离时间每天不超过1小时。

好处：有利于增进母子感情；促进乳汁分泌，保持有足够的母乳；有利于早吸吮和按需哺乳；有利于母亲照顾婴儿；为持续母乳喂养创造条件。

早接触及其重要性

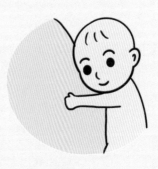

早接触是指自然分娩的新生儿无异常情况在出生 / 剖宫产术返回病房后即刻的皮肤接触，让新生儿裸露肌肤，趴伏在母亲的胸腹处，进行 90 分钟的肌肤接触。

出生后 1 小时内完成第一次母乳喂养，越早进行早接触、早吸吮对母乳喂养的成功越有利。

好处：为新生儿保温，预防低温症；增进母子感情，给新生儿安全感；刺激乳汁分泌，提高纯母乳喂养率；刺激新生儿的免疫系统，提高抵抗力。

按需哺乳

正常新生儿要做到早接触、早吸吮、按需哺乳。哺乳的次数和间隔、持续时间不受限制。要注重夜间哺乳，婴儿夜间需求量大于白天，母亲的乳汁会随着婴儿的需求而增长。频繁有效的吸吮乳房，可刺激并促进乳汁的分泌，保证有充足的乳汁，预防生理性乳胀期的发生，并提高母乳喂养的信心。每日的哺乳次数取决于婴儿，产后 1 ～ 3 天，每日哺乳次数不少于 8 ～ 12 次，每次时间超过 30 分钟。

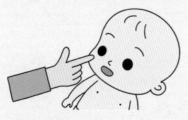

如何判断新生儿饿了

新生儿饿了首先会出现觅食反射，最先出现的是流口水，其次是伸舌头、舔嘴唇、张大嘴、咬手、寻找乳房的动作，哇哇大哭是最后一个表现。

如何判断新生儿吃饱了

哺乳时新生儿慢而深的吸吮，听到吞咽声；婴儿自己放开乳房，表情满足并能安静入睡 2 ～ 3 小时；母亲哺乳前感到乳房充盈饱满，哺乳后乳房有轻盈感并变软。

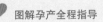

人工喂养的缺点

易污染，容易受细菌污染，引起婴儿肠道感染；营养素不全面、不均衡，缺乏维生素、铁，钙磷比例不当，造成肾脏负担加重，钠含量过高，导致高钠血症和痉挛；缺乏多种免疫因子，导致免疫力低下引起过敏；脂肪含量过高，导致肥胖，容易引起便秘，不易被婴儿胃肠道吸收；费用较高。

使用奶瓶、奶嘴、乳盾的危害

导致乳头错觉的发生，新生儿有强烈的觅食欲望，但一触及妈妈乳头就哭闹，拒绝吸吮或张大嘴却不含乳头。

原因：奶瓶、奶嘴使新生儿吸吮方便，易成习惯，产生依赖，从而对母亲乳房不再感兴趣，拒绝吸吮母乳，乳汁分泌减少，每次吸吮所获得乳汁也减少，使新生儿不愿费力吸吮。

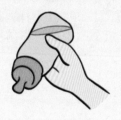 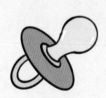 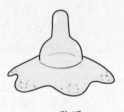

奶瓶　　　　　　　　　奶嘴　　　　　　　　　乳盾

乳头凹陷需准备的用品

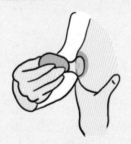 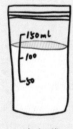 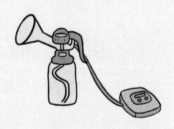

乳头牵引器　　　　　　存奶袋　　　　　　电动吸奶器

挤奶的方法

彻底洗净双手；坐或站均可；刺激射乳反射；将容器靠近乳房；拇指和食指分开放置于乳头旁开 1 ~ 2cm 的乳晕上，拇指及食指向胸壁方向轻轻下压，不可压得太深，避免乳导管阻塞；压力应作用在拇指及食指间乳晕下方的乳房上，也就是说，必须压在乳晕下方的乳窦上；反复一压一放。操作时不应引起疼痛，否则方法不正确；依各个方向按照同样方法按压乳晕，使每一个乳窦的乳汁都被挤出；不要挤压乳头，因为压或挤乳头不会出奶；一侧乳房至少挤压 3 ~ 5 分钟，待乳汁变少，就可挤另一侧乳房，如此反复数次。

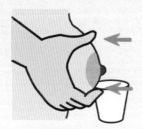

挤奶时间

出生 6 小时之内开始挤奶，每 2 ~ 3 小时挤奶 1 次，注意夜间也要挤奶，一侧乳房挤 3 ~ 5 分钟换另一侧，反复进行，每次挤奶的持续时间为 20 ~ 30 分钟。

外出或上班后如何继续母乳喂养

母亲在上班前应根据上班后的作息时间调整婴儿的哺乳时间；提前开始用吸奶器将乳汁吸出储存至储奶袋内，室温保存 2 小时，冷藏 24 小时，或冷冻在 –18℃冰箱内，可保存 6 个月。注意冷冻室内不能存放其他物品，解冻后可保存 24 小时，取出后冷水去冰，用 50℃以内的水温奶至 38 ~ 39℃，切记不可以重复加热。

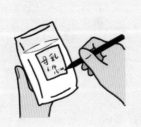 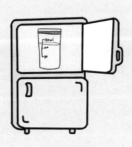 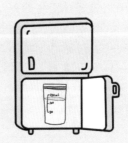

第四节　原始反射

原始反射是指一出生就有的能力，当外界刺激时会不自觉地做出反应。这与后天形成的条件反射刚好相反，原始反射没有通过任何训练，是与生俱来的。

正常的新生儿一出生就具备先天的反射。是否拥有原始反射，能够反映出新生儿的机体是否健全，神经系统功能是否完善。

吸吮反射

吸吮反射是新生儿无条件反射的一种。当乳头或手指触碰新生儿的口唇时，会相应出现口唇及舌的吸吮蠕动。

消失时间：吸吮反射不会消失，会随着成长而变成一种可自我控制的能力，并从吸吮进展到咀嚼阶段。

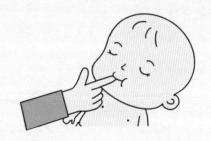

抓握反射

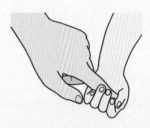

当物体接触到新生儿手掌时，新生儿会立刻将物体握紧；若是刺激脚掌，则脚趾会立刻向下，脚掌紧缩（脚底反射）。

消失时间：抓握反射通常在 2～3 个月渐渐消失，与此同时新生儿开始学习抓、握、捏等精细动作的运用，有时也会持续到 5～6 个月；足底反射则能持续至 10 个月。

觅食反射

用指尖轻触新生儿一边的面颊、嘴唇或嘴角时，新生儿会张口并把脸转向被触碰的那一边；若轻触其上嘴唇，新生儿的头会往后仰；轻触下嘴唇，下颌则会向下压，试图寻找触碰的来源。饥饿时，觅食反射会相当明显；吃饱或熟睡时，则不明显。

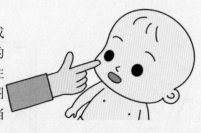

消失时间：随着新生儿渐渐成长，觅食反射会逐渐消失，清醒时觅食反射消失得更快，在 6 个月前后会完全消失。

吞咽反射

吞咽羊水是胎儿时期就具备的吞咽反射，在快要呛入气管时，身体还会出现咳嗽反射或呕吐反射来保护。出生后吞咽反射已经健全，但偶尔还会因为溢奶或吃奶太急出现咳嗽的反应，甚至出现轻微的呕吐，这些都是正常的现象。

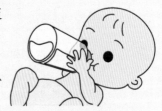

消失时间：吞咽反射并不会消失，整个口腔运动会随着呼吸、吸吮与吞咽等动作而逐渐完善，从而使喝奶更加顺畅。

拥抱反射

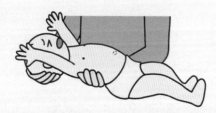

一只手支撑新生儿的肩膀，另一只手将其头部抬高 15°再突然让头轻轻往下坠落，这时会看到新生儿的两手臂伸直外展，手掌张开，脊柱与躯干伸直；之后手臂弯曲成拥抱状，手掌握起拳头，整个人呈受到惊吓后的状态，往往还伴随大哭，这就是"蒙洛反射"（或称拥抱反射）。

消失时间：通常 3～4 个月后就会消失。

踏步反射和抬步反射

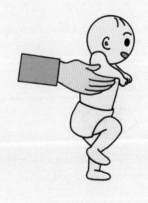

扶着新生儿的腋下，使之保持站立姿态，脚着地，当脚底碰到硬物时会自然地做出交替往前踏步的动作，这一连串的反应即为踏步反射。如果前方放置一硬的障碍物，当新生儿脚背触碰到障碍物时，会抬起脚踩上去好像要迈步似的，这就是抬步反射。

消失时间：通常在宝宝 8 个月变得不明显。

牵引反射

使新生儿平躺并握住新生儿的双手，顺势往上拉，此时新生儿的脖子先往后仰，然后会用力往前方提起，手、脚会自动弯曲，看起来仿佛想要自己撑起来似的。

消失时间：头颈3个多月后能自主活动。

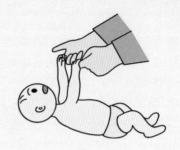

惊跳反射

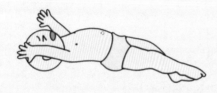

突如其来的刺激，出现惊跳反射时，新生儿的双臂伸直，手指张开，背部伸直或弯曲，头朝后仰，双腿挺直，双臂互抱。

消失时间：出生后1个月内这种反射表现明显，3～5个月消失。

除了以上常见反射外，还有眨眼反射、听觉反射、追踪反射、视觉颈部反射、瞳孔反射、呕吐反射、避缩反射、游泳反射、巴宾斯基反射等。

如出生后未出现这些反射或这些反射消失过迟（如颈肢反射在6个月后会消失），往往提示可能出现神经系统异常。

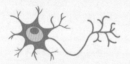

新生儿有神经系统发育异常或颅内出血时，原始反射就可能消失。

反射亢进提示双侧大脑有疾病，新生儿期消失或减弱则提示该新生儿中枢神经系统呈抑制状态。

在横断性脊髓病灶或损伤时，躯干弯曲反射消失。

3个月眼球不能收缩，可能有智能缺陷、视力减弱或丧失。

第五节 新生儿疾病筛查

听力

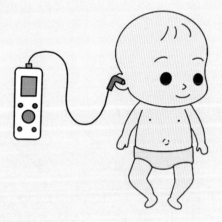

新生儿听力筛查是通过耳声发射、自动听性脑干反应和声阻抗等电生理学检测，在新生儿出生后自然睡眠或安静的状态下进行的客观、快速和无创的检查。

听力筛查时间

初步筛查（初筛）：新生儿出生后 2 ～ 3 天。

第 2 次筛查（复筛）：筛查结果不通过者应在 42 天内到医疗机构进行复筛。

代谢性疾病筛查

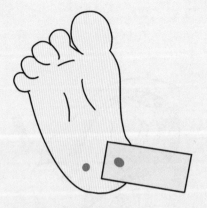

方法：从新生儿足底采血滴于采血卡片上。

采血前充分哺乳，出生后 48 ～ 72 小时进行新生儿代谢疾病筛查。

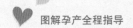

新生儿头皮损伤

头皮由外向里分别由皮肤、皮下组织、帽状腱膜层、腱膜下层和骨膜层组成。根据病变部位不同分为头皮水肿（产瘤）、头颅血肿、帽状腱膜下血肿。

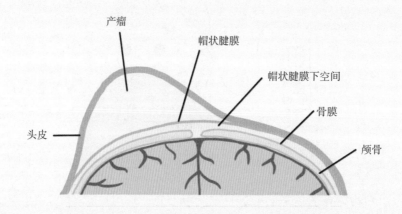

产瘤形成的常见原因

1. 新生儿出生时，头顶左侧或右侧，或后方有瘤样隆起，即为产瘤。在分娩过程中，当胎头抵达母体盆骨底时，胎头受压颅骨互相重叠逐渐变形，暂时被拉长变形，其中在胎头最前面部位受压最大，局部的血液循环受影响，发生水肿，形成产瘤。

2. 产瘤是先露部皮下组织水肿，不受骨缝限制、边界不清楚，并跨颅骨缝，局部压之凹陷，有波动感，内容物为组织液，一般不需要治疗，数天后可自行消失。

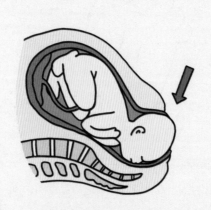

头颅血肿形成的常见原因

　　头颅血肿是胎儿娩出时，因颅骨骨膜损伤，骨膜下血管破裂，血液积聚在顶骨与骨膜之间而形成的，多见于负压吸引、产钳术，偶见于顺产和剖宫产。

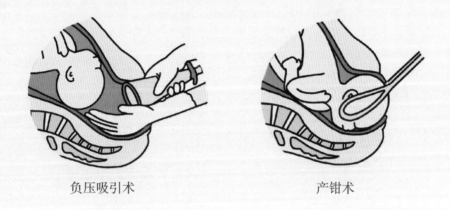

负压吸引术　　　　　　　　　　　　　产钳术

　　产瘤不会影响新生儿的智力。因为损伤发生在颅外，并非颅内损伤，不会累及脑组织，头颅变形也是暂时性的，新生儿的骨质相对柔软，容易变形，也容易恢复，不必担心智力会受影响。

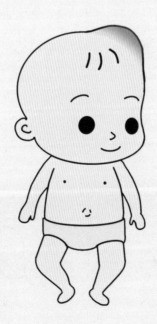

新生儿中毒性红斑

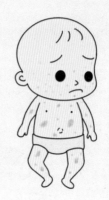

新生儿中毒性红斑又称新生儿荨麻疹、新生儿过敏性红斑、新生儿红斑，为新生儿常见疾病，是一种病因不明，发生在出生后2周内，以红斑、丘疹和脓疱为特征的短暂性皮肤病。

其病因及发病机制可能为出生后外界刺激引起的非特异性反应，或对来自于母体内某些具有抗原性物质所致的变态反应，或肠道吸收物质的毒性反应，也有人认为是病毒感染。

新生儿红斑的护理

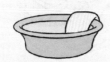

1. 轻 - 中度：无须特殊治疗，注意皮肤清洁。　2. 重度：遵医嘱用药。

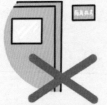 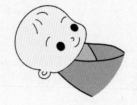

3. 不需要隔离，7～10天自愈。　　4. 保持室温4～26℃，空气湿度24～26℃。　　5. 不要包太多，保持衣物干燥、清洁。

与其他疾病相鉴别

新生儿脂溢性皮炎　　　　　新生儿粟丘疹　　　　　新生儿痤疮

 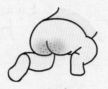

葡萄球菌性或链球菌性脓皮病　　　红痱

生理性体重下降

新生儿出生后，开始排尿、排胎粪、皮肤出汗，肺脏也开始呼吸，排泄水分，刚出生 2 ～ 3 天时，吸吮力相对较弱，吃奶较少，母亲奶水可能不足等原因，造成新生儿消耗和排出量多，进食量少，从而出现体重较出生时下降。

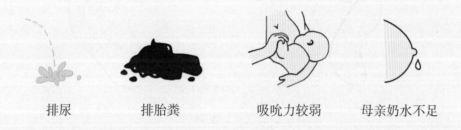

排尿　　　　排胎粪　　　　吸吮力较弱　　　母亲奶水不足

出生第 3 ～ 4 天，体重减轻可达到出生体重的 6% ～ 9%。随着吃奶量的增多，机体对外界环境的适应性逐步调整，体重会逐渐增加，恢复到出生时体重。

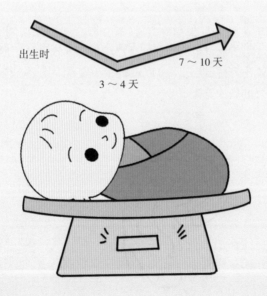

出生时　　　　　　　　　　　7 ～ 10 天

3 ～ 4 天

若下降超过出生体重的 10%，或出生后第 10 天仍未回升到出生时的水平，则不是正常的生理性体重下降，应查找原因。是否喂养不当、奶量不足，是否生病或其他异常。

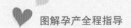

新生儿耳郭畸形

耳郭畸形包括两部分：一种是耳郭结构的畸形；另一种是耳郭形态的畸形。

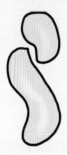

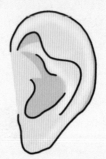

结构的畸形是指耳郭的结构有或多或少的缺失，出生后无耳郭或仅剩下一个小小的赘肉。

形态的畸形是指耳郭各个部分的结构都在，但是结构或多或少出现畸形，耳郭可能有塌陷、挛缩等。

新生儿耳郭畸形的处理

目前耳鼻喉科专家普遍认为，采用外支架矫正的最佳时间是出生 1～2 周到 60 天之内。新生儿早期耳软骨透明质酸含量高，耳郭延展性好，耳软骨易塑形，早期矫正效果好。也不排除有些形态畸形能够自行恢复，可以观察 1～2 周，若不能自行恢复，应尽早到正规医院咨询，寻求最好的解决方案。

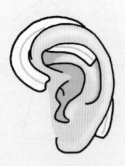

外支架矫正

肠绞痛

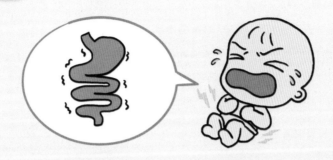

新生儿突然大声哭叫，可持续几小时，也可呈阵发性发作。哭时面部渐红，口周苍白，腹部胀而肌紧张，双腿向上蜷起，双足发凉，双手紧握，抱哄喂奶都不能缓解，排气或排便后停止，这种现象称为肠绞痛。常发生在夜间，多发生在 3 个月以内的婴儿，并多见于易激动、兴奋、烦躁不安的婴儿。

1. 吸吮时吞入大量空气，哭闹时亦吸入较多的空气，形成气泡在肠内移动致腹痛。

2. 喂奶过饱使胃过度扩张引起不适，饥饿时频繁啼哭，未及时满足。

3. 牛奶过敏诱发肠绞痛。

4. 兴奋型婴儿应对各种刺激。

肠绞痛的护理

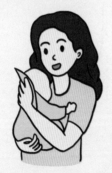

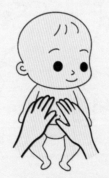

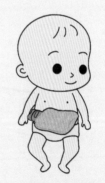

将新生儿竖抱，头伏于肩上，轻拍背部排出胃内过多的空气。

用手轻轻按摩婴儿腹部。

可用布包着热水袋（注意防止烫伤）放置于婴儿腹部使肠痉挛缓解。

如腹胀厉害，可在医生的指导下使用小儿开塞露进行通便排气。密切观察，如有发热、面色苍白、反复呕吐、便血等应立即到医院检查。

第六节　新生儿智护训练

智护训练是通过智护工具帮助婴儿视力、听力和智力的开发。

目的

早期刺激有助于新生儿视觉、听觉和体格的发育。

帮助感知觉、肌肉力量、关节活动度的发育，从而促进大脑的发育。

通过亲子感情的交流，培养新生儿的良好性格。

视觉训练

新生儿从小在适宜的视觉刺激环境中，将为知觉和认知发展打下良好的基础。出生后新生儿视觉发育很快，早期刺激有重要作用，但需要把握新生儿视觉发育的特点：集中时间较短，视觉调节能力不成熟，仅能看到距离眼睛20cm左右活动的物体，喜欢看人脸、红球、黑白对比图等。

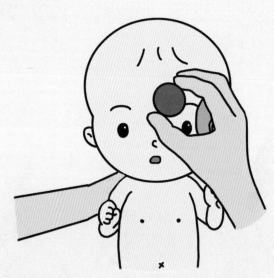

训练方法

1.一手抱新生儿，另一手用红球吸引其注视。

2.红球放在两眼之间，距离眼睛20cm处，引起新生儿注视后，慢慢向两侧移动。

3.时间从每次20秒开始逐渐加至1～2分钟，护士语气温柔、和蔼可亲，注意与婴儿的感情交流。

4.注意观察新生儿的反应，出现打喷嚏、打哈欠时暂停，出现呕吐等症状应立即停止。

听觉训练

新生儿听觉其实是很敏感的，新生儿在一出生时就已经具备了敏锐的听觉，从出生后就进行正确有效的听觉能力训练，可以使新生儿多接受外界刺激，促进大脑发育。

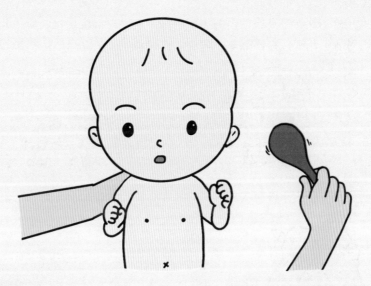

训练方法

1. 用专用沙锤在距离婴儿耳旁 20cm 处摇动，吸引其转头。

2. 两侧耳朵轮流进行。

3. 时间为每次 1 ～ 2 分钟。

4. 摇动沙锤的声音不宜过响，一侧时间不超过 3 秒。

家长可以随时随地和新生儿说话，用亲切的声音与之交谈，也可以轻轻呼唤其名字，让新生儿熟悉家长的声音及自己的名字，还可播放轻柔舒缓的音乐，摇动柔和有响声的玩具，给予不同的听觉刺激。

视听结合训练

在安静清醒状态下，家长一手抱新生儿，使其处于仰卧位，头保持在正中位置，面对新生儿，距离 20cm。家长一边呼唤，一边将头部缓慢从新生儿中线向左右移动 90°，吸引新生儿注视。

触觉训练

常言道："心灵手巧"。"手巧"会促进"心灵"。嘴唇和手是触觉最灵敏的部位，这也是为什么新生儿喜欢吸吮的原因。触觉是新生儿安慰自己、认识世界及和外界交流的主要方式。

将新生儿放在铺着垫子或毛巾的床或台面上，室内温度适宜，新生儿穿单衣，双手涂润肤油，对新生儿进行身体抚触，摩擦力度要适中，最好在两次喂奶的中间进行，动作轻柔，注意保护。

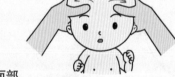

1. 面部

两手对眉弓部由内向外至太阳穴进行按摩，共做 8 次两个 8 拍。两手从鼻翼两侧由鼻根部向下滑行按摩，共做 8 次两个 8 拍。

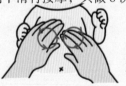

2. 胸部

两手从胸部中间开始，避开乳头，由内向上、向外呈环形按摩，共做 4 次两个 8 拍。

3. 腹部

两手交替顺时针方向对腹部进行按摩，共做 4 次两个 8 拍。

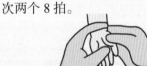

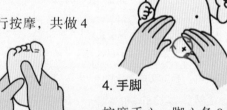

4. 手脚

按摩手心、脚心各 8 次，共做两个 8 拍，再对每个手指、脚趾进行揉搓，每一部位共做 4 次 4 拍。

5. 肢体被动活动

（1）将新生儿放于台面上。

（2）上肢运动：双手握住新生儿腕部，先平伸，再屈曲，做 4 次两个 8 拍。

（3）下肢运动：双手握住新生儿踝部，向上弯曲，然后向下伸展，做 8 次两个 8 拍。

（4）俯卧抬头：双手托住新生儿腋下，慢慢托他抬头，可根据新生儿自身的力量逐步减轻上托的力量。时间不宜过长，不要影响新生儿的呼吸。

注意事项

训练过程中需密切观察新生儿的反应，如哭闹、烦躁、呕吐等不适应暂停操作。